SOMMAIRE

Sommaire

Sous la direction de Kamel Abbadi

Les auteures

Fabienne Girard-Misguich
Maître de conférences en immunologie et biologie cellulaire,
Université de Versailles-Saint-Quentin-en-Yvelines

Marie-Noëlle Dieudonné
Professeur des universités en biochimie et biologie moléculaire,
Université de Versailles-Saint-Quentin-en-Yvelines

Avertissement :

Du fait, notamment, de l'avancement rapide des sciences médicales, l'éditeur et l'auteur déclinent toute responsabilité du mauvais usage qui pourrait être fait du contenu de cet ouvrage.

Malgré toute l'attention portée à sa rédaction, la survenue d'une erreur reste possible.

L'éditeur et les auteurs ne sauraient être tenus pour responsables des éventuelles conséquences qui pourraient en résulter.

L'éditeur et les auteurs remercient par avance le lecteur de bien vouloir leur signaler toute erreur qu'il pourrait rencontrer à la lecture de cet ouvrage.

ISBN 978-2-216-16571-1

MÉMO

1 Niveaux d'organisation et rappels anatomiques

Objectif : Comprendre les bases de l'anatomie humaine.

1 Les niveaux d'organisation

Les **atomes** forment des **molécules** qui, en s'associant, forment des **biomolécules** (protides, glucides, lipides, acides nucléiques) qui se combinent pour former des **organites** (structures spécialisées dans le cytosol, délimité par une membrane et assurant une fonction).
Ces organites entourés d'une membrane forment une **cellule** (unité fonctionnelle de tout organisme vivant). Les cellules en s'associant peuvent former des **tissus** qui assurent la même fonction. Les tissus sont agencés de manière à former des **organes**.
Les organes peuvent être regroupés en **système** (morphologie et fonctions des organes sont similaires) ou **appareils** (morphologie différente des organes mais fonction similaire) :

- **système nerveux**
- **système endocrinien**
- **système immunitaire**
- **système squelettique**
- **système musculaire**
- **système tégumentaire**
- **appareil reproducteur**
- **appareil cardiovasculaire et lymphatique**
- **appareil respiratoire**
- **appareil digestif**
- **appareil urinaire**

Le tout forme un **organisme** capable de vivre en autonomie.

1 Niveaux d'organisation et rappels anatomiques

Les niveaux d'organisation

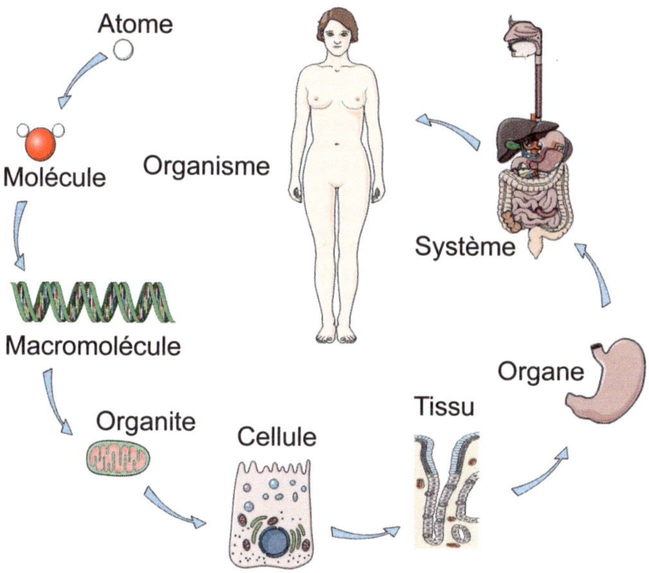

2 Rappels anatomiques

A. Les trois plans dans l'espace

Pour pouvoir s'orienter sur la surface du corps, on distingue trois plans du corps.

Plan sagittal

Ce sont les **plans parallèles à l'axe sagittal** qui divise d'avant en arrière le corps en deux parties droite et gauche. Le plan sagittal situé au milieu du corps est le plan médian.

Plan transversal

Ce sont les **plans parallèles à l'axe transversal**, axe horizontal qui s'étend à travers le corps d'un côté à l'autre.

Plan frontal

Ce sont les **plans parallèles au front** (os frontal). Il divise le corps en deux parties : ventrale et dorsale.

Les plans dans l'espace

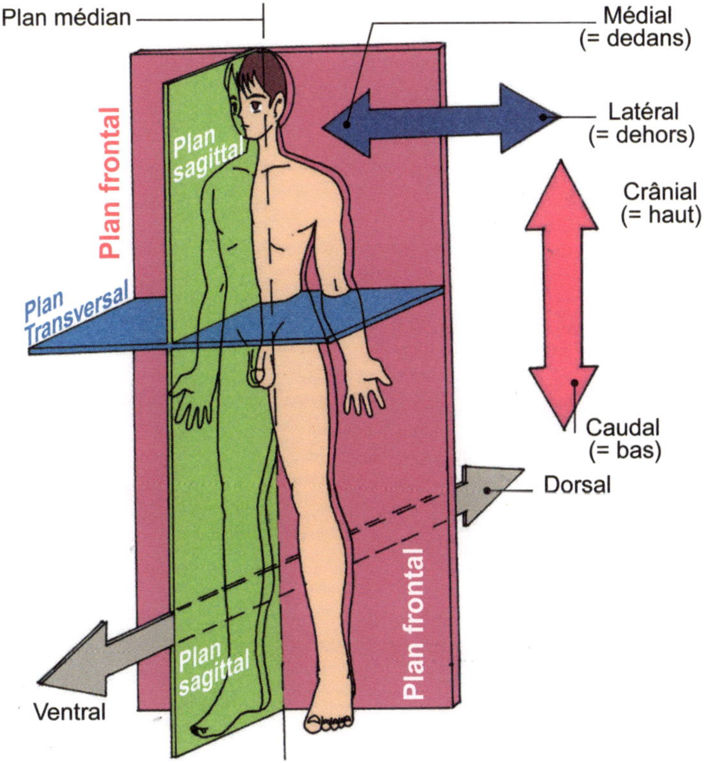

B. Les régions du corps

Le corps est divisé en trois grandes régions :
- la **tête**,
- le **tronc**,
- les **membres inférieurs et supérieurs**.

Le tronc est divisé en **thorax** et **abdomen**. L'abdomen est lui-même subdivisé en neuf régions.

Morphologie et régions corporelles en vues antérieure et postérieure

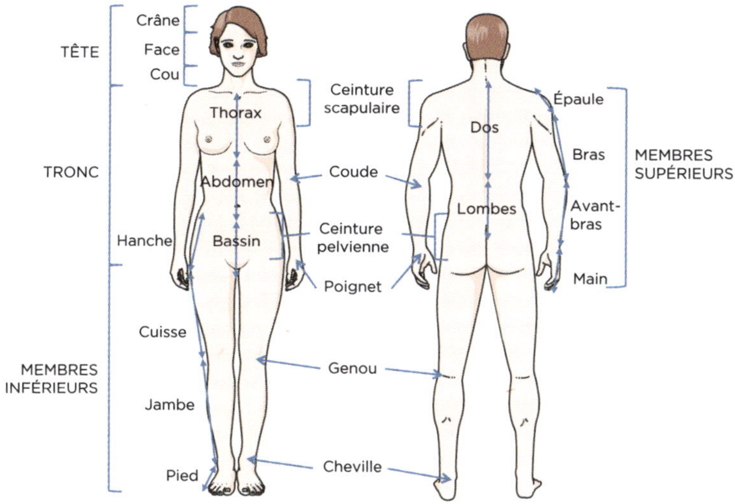

Les 9 régions de l'abdomen

1. Région épigastrique
2. Région ombilicale
3. Région hypogastrique
4. Hypocondre droit
5. Flanc droit
6. Fosse iliaque droite
7. Hypocondre gauche
8. Flanc Gauche
9. Fosse iliaque gauche

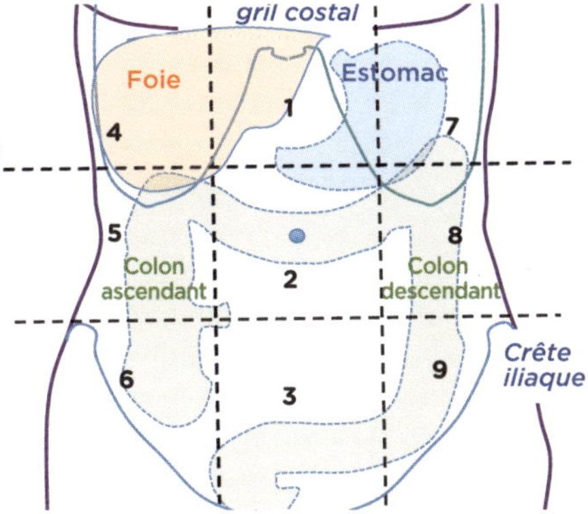

C. Les cavités du corps

Le corps humain renferme deux grandes cavités fermées.

La cavité postérieure ou dorsale

Elle se subdivise en 2 :
- la **cavité crânienne** qui contient l'encéphale, et
- la **cavité vertébrale** qui contient la moelle épinière.

La cavité antérieure ou ventrale

Elle se subdivise en 2 :
- la **cavité thoracique**, formée de 3 cavités :
  - le médiastin (qui contient le cœur, l'œsophage et la trachée) et
  - les 2 cavités pleurales (contenant chacune un poumon),
- la **cavité abdomino-pelvienne**, formée de 2 cavités :
  - la cavité abdominale (qui contient l'estomac, les intestins, la rate, le foie) et
  - la cavité pelvienne (qui renferme la vessie, les organes génitaux internes et le rectum).

Les cavités corporelles

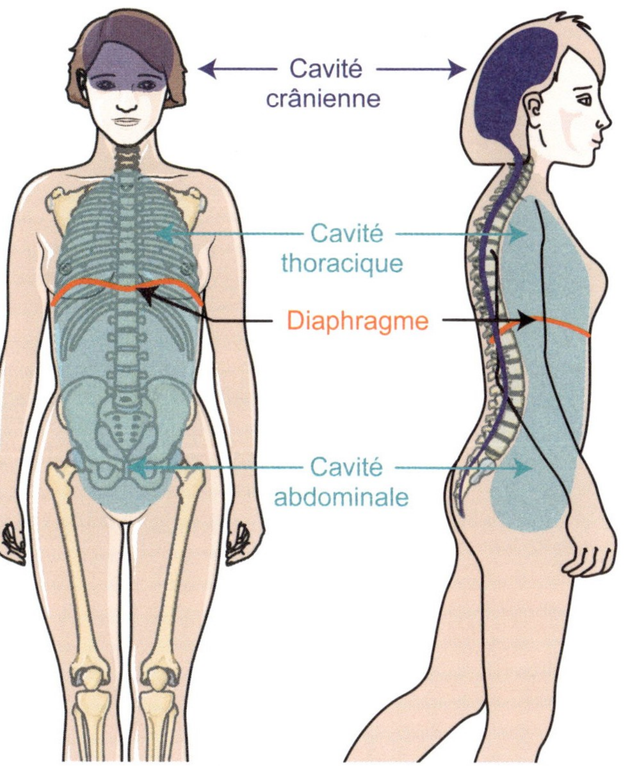

3 Anatomie des appareils circulatoire, respiratoire, digestif et urinaire

L'**anatomie** est l'étude de la structure des parties du corps et des relations qu'elles ont les unes avec les autres.

A. L'appareil circulatoire

Il est composé :
- du **cœur** et
- des **vaisseaux sanguins et lymphatiques**.

Le sang hématosé est représenté en rouge et le sang non hématosé en bleu. Le sang transporte l'oxygène, le gaz carbonique, les nutriments et les déchets.

Le **système lymphatique** participe à l'immunité.

Le cœur est situé dans le médiastin.

Coupe longitudinale du cœur

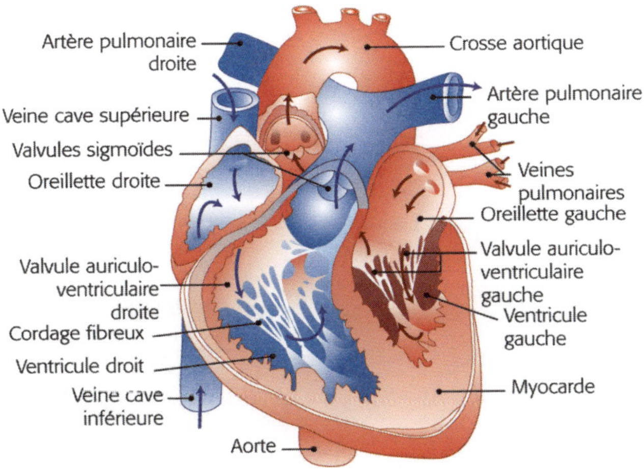

B. L'appareil respiratoire

Il est composé :
- des **voies aériennes supérieures** (fosses nasales, pharynx, trachée, grosses bronches) et
- des **voies aériennes inférieures** (bronches moyennes et petites et bronchioles) et
- des **poumons.**

Schéma de l'appareil respiratoire

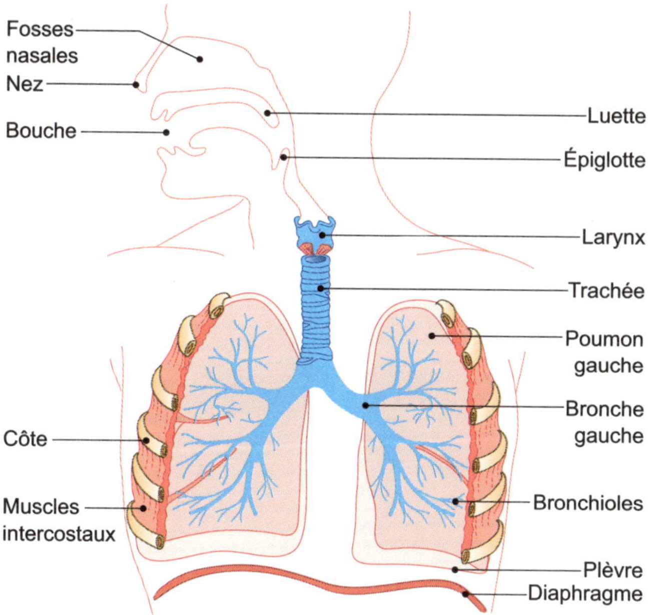

C. L'appareil digestif

Il est composé :

- des **organes du tube digestif** (cavité buccale, pharynx, œsophage, estomac, intestin grêle, gros intestin et anus) et
- des **organes annexes** (glandes salivaires, vésicule biliaire, foie et pancréas).

Il transforme les aliments en nutriments qui sont absorbés surtout au niveau de l'intestin grêle.
Il élimine les substances non absorbées *via* les selles.

Schéma général de l'appareil digestif

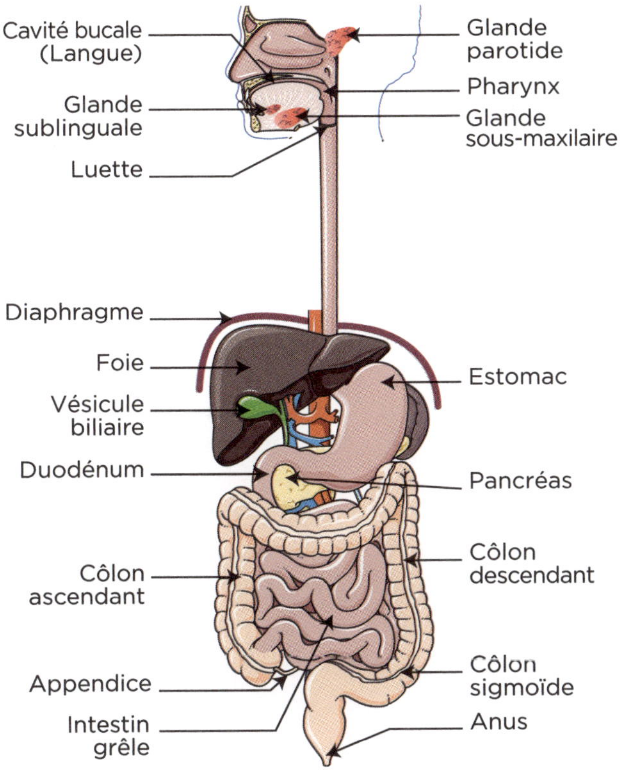

D. L'appareil urinaire

Il est composé :
- des **reins** (qui filtrent le sang et forment l'urine),
- des **voies urinaires** (uretères et urètre) et
- de la **vessie** (organe de stockage de l'urine).

Il permet d'éliminer les déchets et participe à la régulation de l'équilibre hydrominéral et de l'équilibre acido-basique.

Anatomie de l'appareil urinaire

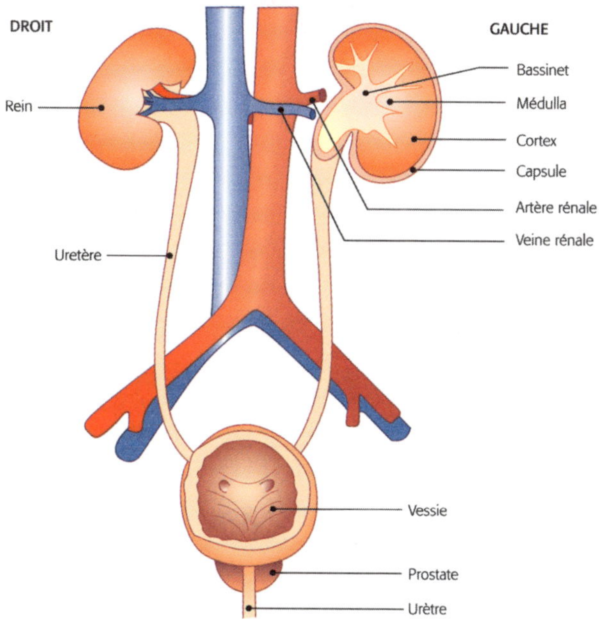

E. L'appareil reproducteur

Il est composé :
- des **gonades** (ovaires et testicules)
- des **voies génitales** (chez la femme, trompes utérines, utérus et vagin et chez l'homme, épididymes, conduit déférent et urètre)
- des **glandes annexes** (glandes de Bartholin et glandes mammaires chez la femme et des vésicules séminales, prostate, glande Cowper chez l'homme)
- et des **organes génitaux externes** (vulve chez la femme et pénis chez l'homme).

2 De la cellule aux tissus

Objectif : Comprendre comment les cellules s'imbriquent pour former des tissus.

1 Différents types de cellule, un même plan d'organisation

La cellule, élément de base

- Les cellules sont construites selon le **même plan d'organisation** :
- une **membrane plasmique** qui délimite la cellule,
- un **cytoplasme** qui contient les différents **organites**,
- un **noyau** qui contient l'**information génétique** sous forme d'**ADN** (Acide désoxyribonucléique) séparé du cytoplasme par une enveloppe nucléaire.

- Cependant, il existe des **cellules différentes** par leur **morphologie** et leur **fonction** (entérocytes, macrophages, neurones...). Elles sont dites **différenciées**.

Ces cellules différenciées établissent des liaisons entre elles pour former un ensemble que l'on appelle **tissu**.

- Un **organe** est un ensemble de tissus différents qui ensemble assurent la **même fonction** et qui sont **complémentaires**.

Un **appareil** ou **système** est l'ensemble des organes qui participent à une même fonction.

- Les cellules sont le plus souvent en **interphase**, sans activité proliferatrice, la cellule assure uniquement sa fonction.

Lorsque les conditions l'exigent (ex. : facteur de croissance...), la cellule peut sortir de cet état et entrer en phase proliférative conduisant à la division cellulaire, ou **mitose**, et à la naissance de deux cellules filles identiques.

La mitose **comprend 5 stades :**
- **prophase,**
- **prométaphase,**
- **métaphase,**
- **anaphase et**
- **télophase.**

L'excès de prolifération est la base du processus tumoral (ex. : cancer) alors que l'excès de mort cellulaire est, notamment, à l'origine des maladies neurodégénératives (ex. : Alzheimer).

Plan d'organisation d'une cellule de type eucaryote animale

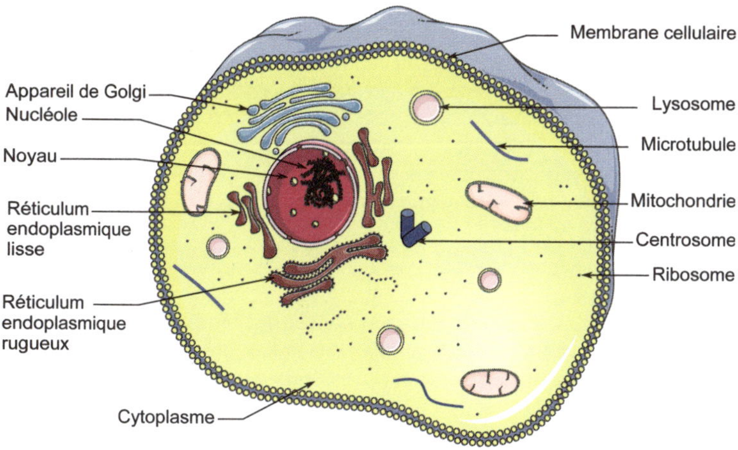

Les différentes étapes de la division cellulaire ou mitose

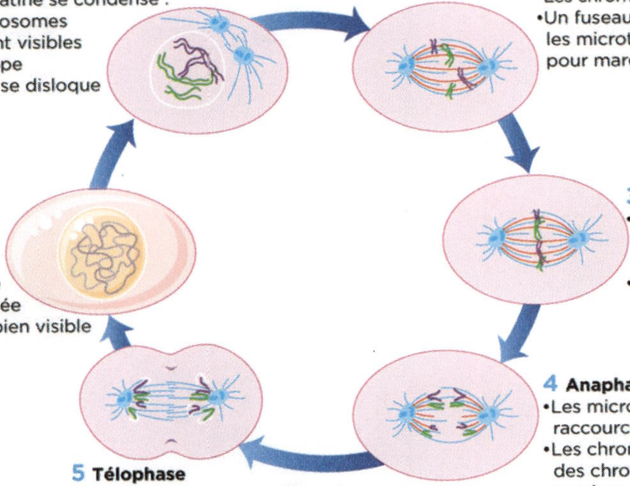

2 Tissus épithéliaux

On distingue les épithéliums de revêtement des épithéliums glandulaires.

Définition

Un tissu épithélial est un tissu dont les cellules sont **juxtaposées** et qui permet de **délimiter les organes** vers l'extérieur ou l'intérieur. Exemples de tissus épithéliaux : l'épiderme (recouvre la surface externe de l'organisme), les épithéliums muqueux (recouvrent la surface interne des organes : épithélium bronchique, digestif...).

A. Épithéliums de revêtement

- Les épithéliums de revêtement **recouvrent** la surface du corps, **tapissent** les cavités internes et externes de l'organisme et **protègent** les tissus sous-jacents.

En fonction du nombre de couches cellulaires, on distingue :

- **épithélium simple** : une seule couche de cellule,
- **épithélium stratifié** : plusieurs couches de cellules.

- Il existe des **systèmes de jonctions** entre les cellules et entre les cellules et la lame basale qui permettent la cohésion, la nutrition et la communication entre les cellules :
  - les **jonctions intercellulaires** : jonctions serrées (fonction d'adhérence et fonction de barrière en maintenant les domaines membranaires apicaux et basolatéral) et jonctions d'ancrage (jonctions adhérentes, desmosomes, jonctions communicantes) (Fig. 3).
  - les **jonctions cellule-MEC** : hémi-desmosomes et contacts focaux.

Les différentes jonctions entre les cellules

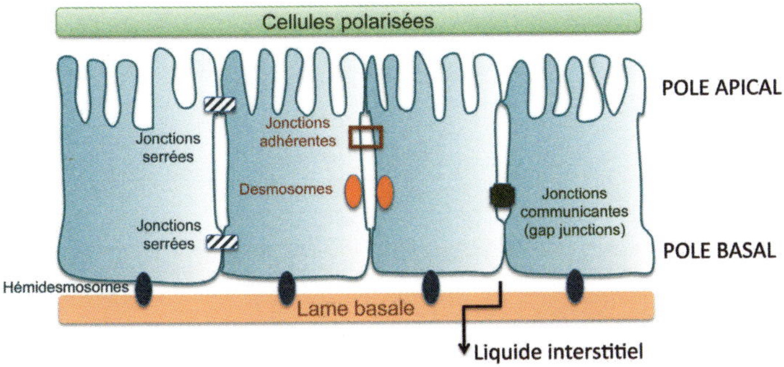

- La **nutrition** de ces tissus se fait par **diffusion** à partir du tissu conjonctif, en effet ces tissus sont dépourvus de vaisseaux sanguins.

Les cellules épithéliales sont souvent **polarisées**. Le domaine apical de cellules polarisées peut présenter des expansions (microvillosités, cils vibratiles).

B. Épithéliums glandulaires

- Les épithéliums glandulaires contiennent des **cellules sécrétrices**, c'est-à-dire qui sécrètent leurs substances soit au sein de l'organisme, soit à l'extérieur. Les cellules sont groupées pour former des **glandes**.
- On distingue **2 types de glandes** :
- les **glandes exocrines** : possèdent un canal excréteur dans lequel elles déversent leurs produits de sécrétion vers le milieu extérieur.
- les **glandes endocrines** : le produit de sécrétion est une hormone qui est déversée dans le sang pour aller agir sur les cellules cibles à distance de la glande. L'hormone modifie l'activité des cellules, du tissu.

A. schéma d'une glande exocrine B. schéma de cellules sécrétrices

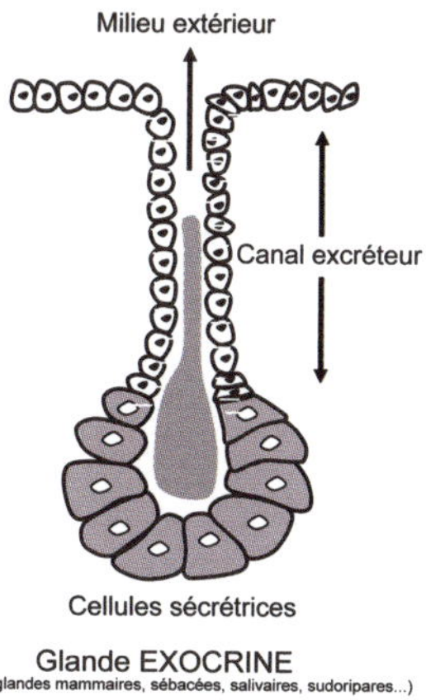

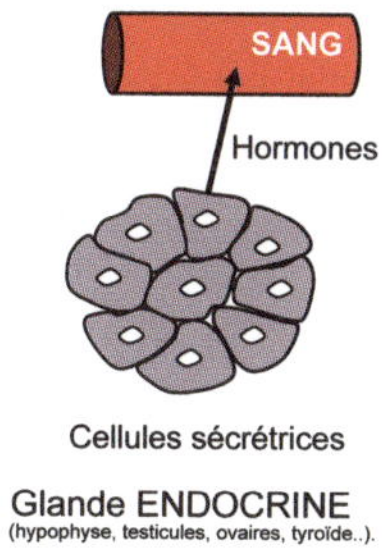

Tableau 1 : Exemples de glandes exocrines

Glandes exocrines	Produits de sécrétion	Lieu de sécrétion
Glandes mammaires	Lait	Mamelons
Glandes salivaires	Salive	Bouche
Glandes sudoripares	Sueur	Peau
Foie	Bile	Intestin grêle

Tableau 2 : Exemples de glandes endocrines

Glandes endocrines	Hormone	Lieu de sécrétion	Organe cible
Glande thyroïde	Thyroxine	Sang	Tous les tissus
Glande parathyroïde	Parathormone	Sang	Os
Glandes corticosurrénales	Aldostérone	Sang	Néphrons
Hypophyse	Hormone de croissance	Sang	Tous les tissus du corps
Testicules	Testostérone	Sang	Peau, muscle, os, cerveau
Ovaires	Progestérone	Sang	Utérus
Pancréas	Insuline, glucagon	Sang	Foie et muscle

3 Tissus conjonctifs

Définition
Un tissu conjonctif est un **tissu de remplissage** entre les organes. Les cellules ne sont pas jointives et baignent dans une sorte de **gel (substance fondamentale)**. C'est un tissu qui assure le **soutien** et la **nutrition** des épithéliums.

Les **fibroblastes** sont les cellules responsables de la synthèse du matériel extracellulaire du tissu conjonctif : **fibres** et **substance fondamentale**.

Il existe **5 grandes variétés de tissus conjonctifs** :

1. **Tissu conjonctif lâche** : le plus répandu dans l'organisme. Il joue un rôle mécanique de soutien et d'emballage, un rôle métabolique, un rôle de défense de l'organisme (nombreuses cellules immunitaires), un rôle dans le processus de réparation et cicatrisation (grâce à l'activité des fibroblastes).
2. **Tissu conjonctif dense** : surtout dans le derme, il est caractérisé par sa richesse en fibres de collagènes et d'élastine.
3. **Tissu conjonctif fibreux** : surtout dans les ligaments et tendons, il est caractérisé par sa richesse en fibres de collagène.
4. **Tissu conjonctif élastique** : surtout dans la paroi des artères, il est caractérisé par sa richesse en fibres d'élastine.
5. **Tissu conjonctif adipeux** : localisé dans l'hypoderme, il est caractérisé par sa richesse en cellules adipeuses qui contiennent des triglycérides qui constituent une source d'énergie.

4 Tissu mucosal

Ce tissu correspond à une association de tissu épithélial et de tissu conjonctif.

Le tissu mucosal tapisse les cavités s'ouvrant sur le **milieu extérieur** et remplit des **fonctions d'absorption et de sécrétion** :

- muqueuses du tube digestif,
- muqueuse respiratoire,
- muqueuses urinaire et génitale.

Les muqueuses du tube digestif et de l'appareil respiratoire sécrètent du **mucus** qui **lubrifie**, **protège** l'organisme contre les pathogènes.

5 Séreuses

Elles constituent le revêtement des cavités corporelles (**plèvres** qui recouvrent les poumons, **péritoine** qui recouvre les organes du tube digestif et **péricarde** qui entoure le cœur).
Elles comportent deux couches et produisent un **liquide** entre les deux couches qui a une fonction **lubrifiante** et empêche les **adhérences**.

Schéma d'une séreuse

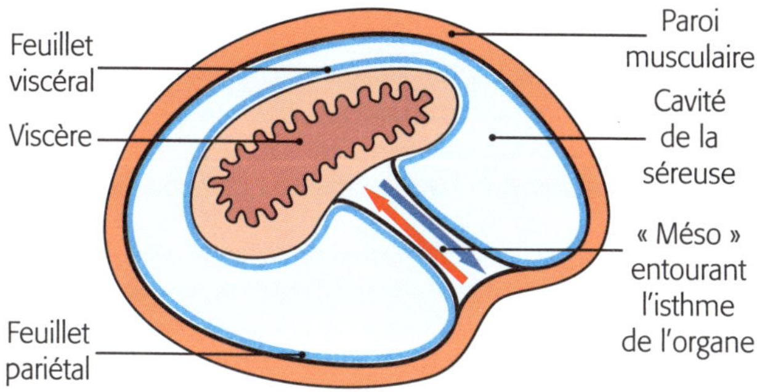

Homéostasie, régulation et adaptation

Objectif : Comprendre la régulation homéostatique pour maintenir la stabilité du milieu intérieur.

1 L'homéostasie

Définition
L'homéostasie correspond à la préservation de la constance dans le milieu intérieur d'un organisme. Ce n'est pas un état statique mais un état d'équilibre dynamique au cours duquel les conditions internes varient mais dans des limites étroites.

Chaque variable de l'organisme (pH, pression artérielle, température, glycémie...) est ainsi maintenue constante dans une gamme de plus ou moins étendue. Ces variables peuvent être dosées et en situation non pathologique doivent être comprises dans une gamme qui sert de valeur de référence (appelée aussi valeur de consigne).
La valeur de référence peut être réajustée en réponse à des perturbations. Il existe aussi une rythmicité durant la journée (ex. la valeur de référence pour la température est plus élevée durant la journée que pendant la nuit).

Tableau 1 : Présentation de quelques valeurs de références (valeurs de consigne)

Grandeur régulée	Valeurs normales (consigne)	Intervalle de normalité	Limites de survie
Pression partielle en CO_2 (mmHg)	40	35-45	5-80
Glycémie (g/L)	0,85	0,75-0,95	0,2-15
Température corporelle (°C)	37	36,6-37,4	18,3-43,3
pH sanguin (unité de pH)	7,4	7,3-7,5	6,9-8

2 Les 4 acteurs de la régulation homéostatique

- Le **stimulus** (perturbateur) : correspond à un changement du milieu intérieur (ex. : variation pression sanguine) ou de l'environnement (ex. : variation température).
- Le **récepteur** : correspond à un capteur qui détecte les changements (chimiorécepteurs, barorécepteurs, thermorécepteurs).
- **Centre d'intégration** : analyse les données qu'il reçoit et détermine la réaction appropriée qui est transmise à l'effecteur *via* la voie efférente.
- L'**effecteur** qui répond au stimulus.

3 Les 2 différents types de régulation homéostatique

La réponse produite peut être de deux types :

- un **rétrocontrôle négatif** (le plus fréquent) qui tend à diminuer le stimulus. Ex. : une augmentation de la glycémie provoque une libération d'insuline qui exerce un rétrocontrôle négatif afin de diminuer la glycémie.
- un **rétrocontrôle positif** qui tend à augmenter le stimulus. Ils n'assurent donc pas en général le maintien de l'homéostasie. *Ex.* : Au cours de l'accouchement, le bébé exerce une pression sur le col utérin, activant des mécanorécepteurs qui envoient des signaux à l'hypothalamus induisant la sécrétion d'ocytocine par l'hypophyse, hormone qui contracte encore plus le muscle utérin. Ce cycle provoque des contractions de plus en plus importantes jusqu'à la délivrance.

Schéma simplifié d'une boucle de régulation

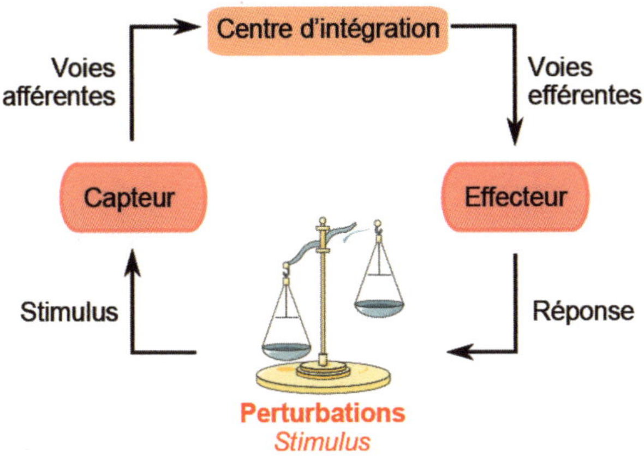

4 L'adaptation

On distingue :

- le **contrôle anticipé** : qui prévoit les changements de la valeur de référence permettant d'anticiper la réponse,
- l'**acclimatation** par modification de la valeur de référence, lorsque la consigne n'est pas adaptée à l'environnement (ex. : acclimatation à la chaleur).

MÉMO

4 Milieu intérieur

Objectif : Comprendre le milieu intérieur (localisation, composition, régulation) et ses principales pathologies.

1 Définition et caractéristiques

Définition

Le milieu intérieur est composé d'un ensemble de compartiments liquidiens : le plasma sanguin, la **lymphe** (lymphe canalisée) et le liquide interstitiel (lymphe non canalisée) ; ce qui représente environ 13,5 litre chez un homme adulte de 70 kg et assure la diffusion des molécules entre chaque cellule.

A. Le sang et plasma sanguin

- Le sang est composé d'une partie liquide, le plasma, et de cellules en suspension (érythrocytes, leucocytes, thrombocytes).
- La composition cellulaire du sang est indiquée par la NFS (Numération et Formule Sanguine) ou hémogramme établie par comptage manuel ou automatisé.
- Les cellules du sang sont renouvelées très régulièrement à partir de cellules souches hématopoïétiques (CSH) totipotentes par un processus appelé hématopoïèse.
- Les érythrocytes sont les cellules les plus abondantes du sang (600 érythrocytes pour un leucocyte), ils approvisionnent les tissus en O_2 et interviennent dans l'élimination du CO_2 cellulaire. Ils ont une durée de vie de 120 jours.
- L'hématocrite correspond au volume sanguin occupé par les érythrocytes après centrifugation de sang dans un très fin tube. Le taux d'hématocrite est en moyenne de 42 % chez la femme et de 47 % chez l'homme.
- La vitesse de sédimentation (VS) permet de déterminer la vitesse de décantation naturelle des érythrocytes dans un tube fin et éventuellement d'orienter un diagnostic.

Détermination de l'hématocrite

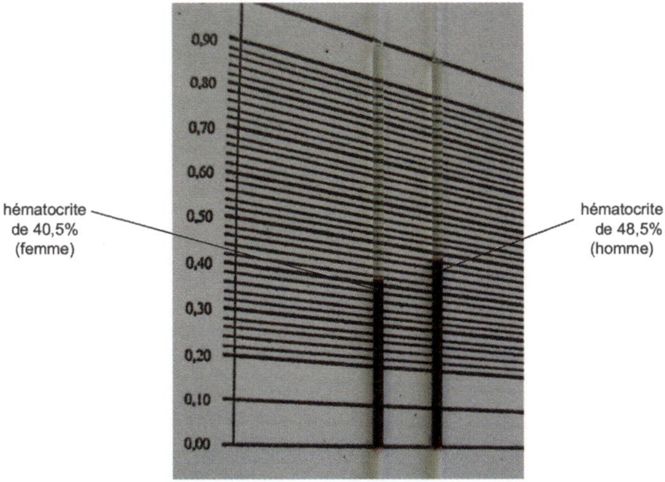

B. La lymphe

- La lymphe provient des tissus et est canalisée dans les vaisseaux lymphatiques (lymphe canalisée).
- Elle contient des **antigènes** présents dans les tissus ainsi que des cellules, majoritairement des **lymphocytes** qui vont être drainés vers les **ganglions lymphatiques** afin d'être activés.
- La lymphe rejoint ensuite la circulation sanguine et permet la redirection des leucocytes activés.

C. Le liquide interstitiel

- Le liquide interstitiel (lymphe non canalisée) est formé par **filtration du sang** au niveau des capillaires sanguins.
- Il permet d'alimenter les cellules en nutriments, vitamines, ions, gaz respiratoires... et récupère les **déchets** du métabolisme rejetés par les cellules.

Répartition et volumes respectifs des compartiments liquidiens chez un homme adulte de 70 kg

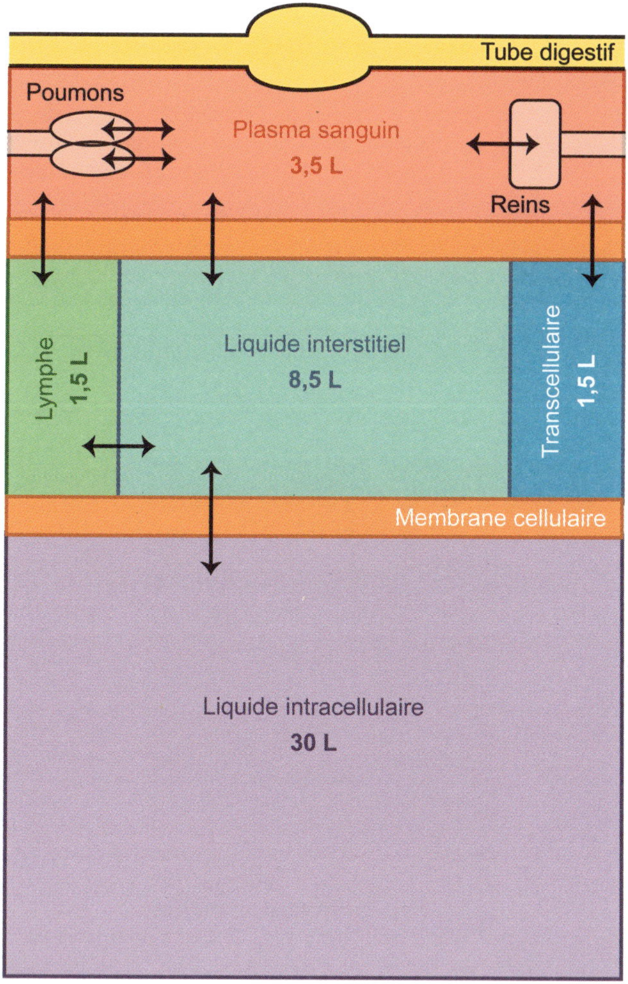

2 Rôle des composants du milieu intérieur

A. Rôle des cellules sanguines et lymphatiques

Les hématies permettent le transport des gaz respiratoires, les leucocytes jouent un rôle dans l'immunité et les thrombocytes interviennent dans les mécanismes de l'hémostase.

Une hématie

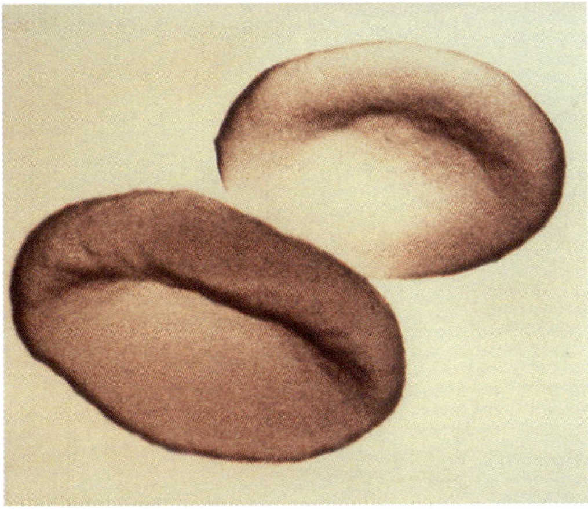

B. Rôle des protéines plasmatiques

- Les protéines plasmatiques sont très variées (environ 200) et sont majoritairement synthétisées par le foie.
- Elles peuvent être détectées par électrophorèse qui permet leur séparation en fonction de leur masse moléculaire et de leur charge.

Électrophorèse des protéines plasmatiques et profil densiométrique

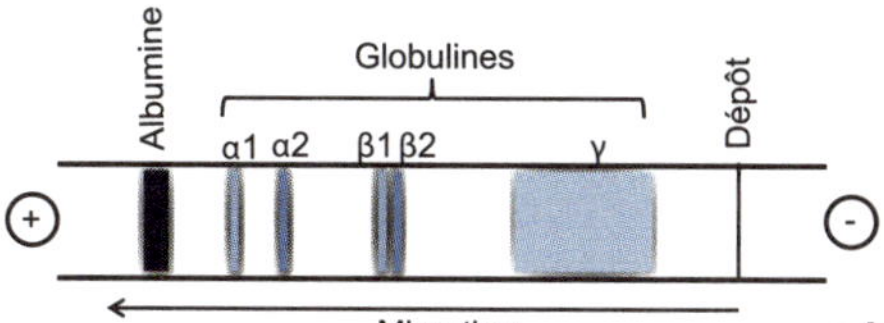

Profil électrophorétique

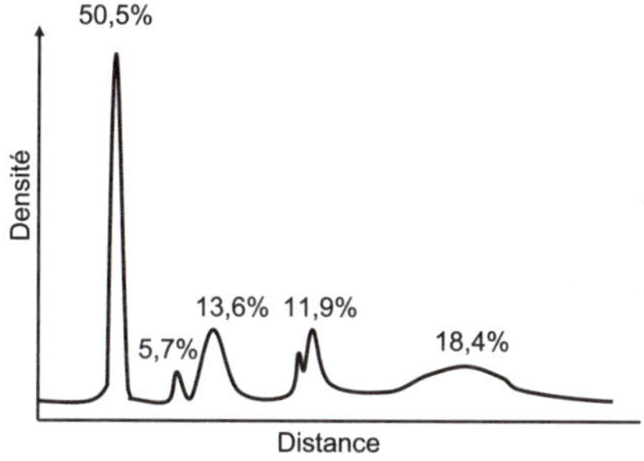

Densitogramme de l'électrophorèse

- **Albumine** : protéine la plus importante du plasma, joue le rôle de transporteur non spécifique.
- **Globulines** : α et β globulines sont aussi des transporteurs ; les γ globulines sont les anticorps et interviennent dans la réponse immunitaire.
- **Fibrinogène** : présent en faible quantité, permet la formation du caillot au cours de l'hémostase.
- **Lipoprotéines** : composées de protéines et de lipides, permettent le transport de ces lipides dans le plasma.

C. Rôle des ions

- Ils permettent de maintenir le pH du sang constant ;
- Ils jouent un rôle important dans le maintien du volume des cellules.

Un ionogramme mesure la concentration plasmatique ou urinaire en sodium (natrémie), en potassium (kaliémie), en calcium (calcémie), en chlorures (chlorémie) et en ions bicarbonates (bicarbonatémie).

3 Les pathologies liées au déséquilibre du milieu intérieur

Tableau 1 : principales pathologies liées déséquilibre du milieu intérieur

Pathologies	Types ioniques impliqués	Mécanismes d'action et causes
Hyponatrémie et Hypernatrémie	Sodium	**Hyponatrémie :** pertes digestives (vomissements, diarrhées) ou excès d'eau (hyperhydratation, insuffisance cardiaque ou rénale) **Hypernatrémie :** due à une déshydratation importante
Hypokaliémie et Hyperkaliémie	Potassium	**Hypokaliémie :** due à un déficit d'apport ou à des pertes digestives. **Hyperkaliémie : le déséquilibre le plus grave, peut être mortel** (par arrêt cardiaque). Due à un défaut de régulation rénale ou à un effort trop intense entraînant une libération de potassium.
Hypocalcémie et Hypercalcémie	Calcium	**Hypocalcémie :** assez rare car corrigée par la mobilisation de réserves osseuses. Observée dans le cas de problèmes thyroïdiens. **Hypercalcémie :** due à un excès de production de parathormone soit d'une altération des os (immobilisation prolongée, cancers ou maladies des os).
Alcalose et Acidose	Ions bicarbonates et hydrogénocarbonates	**Alcalose :** entraîne un pH sanguin trop élevé. Elle peut être respiratoire (hypoventilation) ou métabolique (vomissements importants). **Acidose :** entraîne un pH sanguin trop bas. Elle peut être respiratoire (hyperventilation) ou métabolique (atteintes rénales).
Protidémie	Protéines dans le plasma	**L'hypoprotidémie :** due à des pathologies du foie (cirrhose, hépatite), diminution valeur pression oncotique intracapillaires formant des œdèmes. **L'hyperprotidémie :** assez rare. Due à une déshydratation importante par augmentation de la concentration plasmatique.

MÉMO

5 Système nerveux

Objectif : Comprendre le fonctionnement du système nerveux central, de l'activité réflexe et du système nerveux autonome.

1 Organisation du système nerveux

SUR LE PLAN ANATOMIQUE	
SYSTEME NERVEUX CENTRAL (SNC)	SYSTEME NERVEUX PERIPHERIQUE (SNP)
Encéphale et moelle épinière *Il interprète l'information sensorielle et élabore des réponses motrices*	**Nerfs crâniens, nerfs spinaux et ganglions** - Les nerfs crâniens émergent du cerveau et du tronc cérébral et acheminent les influx nerveux entre les régions du corps et l'encéphale. - Les nerfs spinaux transmettent les influx nerveux entre les régions du corps et la moelle épinière.

SUR LE PLAN FONCTIONNEL	
VOIES SENSITIVES AFFÉRENTES	VOIES MOTRICES EFFÉRENTES
Elles transmettent les influx provenant des récepteurs sensoriels disséminés dans tout l'organisme vers le SNC.	*Elles acheminent les influx nerveux en provenance du SNC vers les effecteurs musculaires et glandulaires.* Elles sont formées : - du système nerveux somatique qui dessert les muscles squelettiques, - du système nerveux autonome (**SNA**) qui innerve les muscles lisses, le muscle cardiaque, les glandes. Le **SNA** comprend le système nerveux sympathique et le système nerveux parasympathique

2 Histologie du système nerveux

A. Les cellules gliales

Les cellules gliales occupent 90 % du tissu nerveux. Elles nourrissent, protègent et soutiennent le fonctionnement des neurones.

B. Les neurones

Les neurones correspondent aux unités fonctionnelles du système nerveux. Ils ne se divisent pas, ils nécessitent un apport continu et élevé en glucose. Ils sont composés :

- d'un corps cellulaire (noyaux plus organites),
- de prolongements neuronaux : axone et dendrites.

Les dendrites transmettent les signaux électriques locaux vers le corps cellulaire. L'axone constitue la structure conductrice de l'influx nerveux au sein des neurones. La structure sécrétrice dans la partie terminale de l'axone permet la libération de neurotransmetteurs dans l'espace intercellulaire. Les neurones excitent ou inhibent les cellules effectrices (muscles, glandes, etc.).

Schématisation du système nerveux

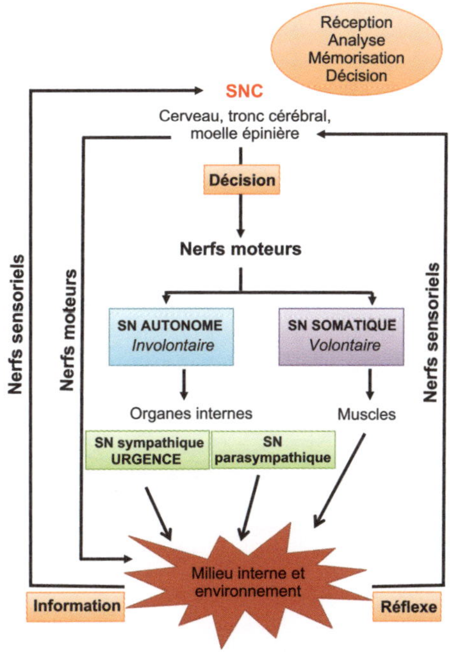

Anatomie d'un neurone

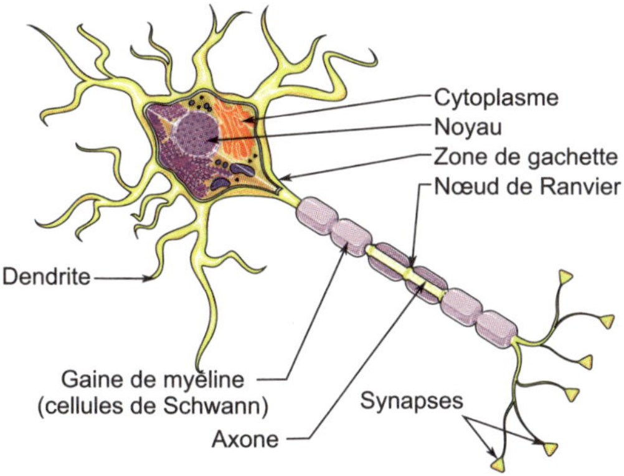

3 Signalisation

A. Potentiel d'action

Les neurones communiquent entre eux et avec les fibres musculaires ou les effecteurs glandulaires grâce à la production et à la propagation de **potentiels d'action** (PA) aussi appelés **influx nerveux**. Un PA correspond à une **dépolarisation** très rapide du potentiel de membrane suite à **l'ouverture et la fermeture de canaux ioniques** (Na^+ et K^+) et présente les caractéristiques suivantes :

- il ne se propage que le long de l'axone et est **unidirectionnel** ;
- il se forme au niveau de la **zone de gâchette** et se propage vers les corpuscules nerveux terminaux ;
- il **ne diminue pas** au cours de la migration.

B. Synapse

Les synapses permettent la transmission de l'information d'un neurone à un autre neurone, d'un neurone à une cellule effectrice.

4 Système nerveux central

A. Composition

Le **SNC** comprend **l'encéphale** et la **moelle épinière**.

L'encéphale est composé du **cerveau**, du **cervelet** et du **tronc cérébral**.

L'encéphale est protégé par :
- le **crâne**,
- les **méninges** (structure membranaire : dure-mère, arachnoïde, pie-mère),
- le **liquide céphalo-rachidien** ou **LCR** (protège contre les traumatismes, nourrit l'encéphale *via* les vaisseaux sanguins),
- la **barrière hémato-céphalique** (filtre le sang et empêche l'entrée de pathogènes).

Localisation de la zone de la gâchette

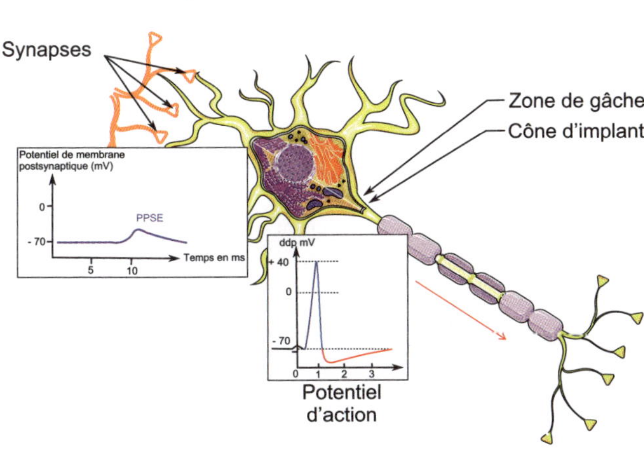

Encéphale et méninges

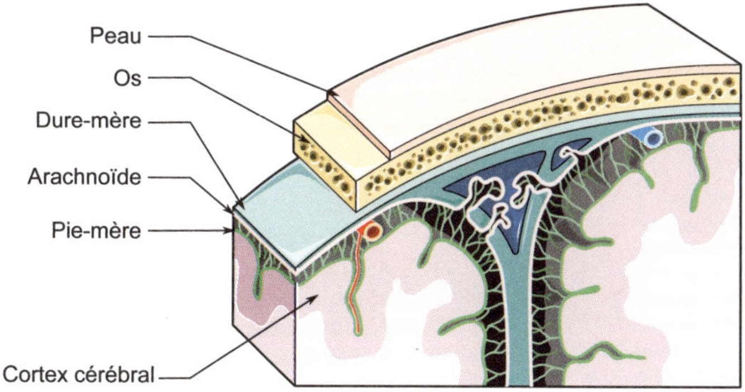

B. La moelle épinière

Elle est le prolongement du bulbe rachidien, elle est présente dans la colonne vertébrale (dans le canal rachidien) jusqu'aux vertèbres lombaires 1 et 2.

Elle est protégée par :
- des os (vertèbres),
- les méninges,
- le LCR.

Elle a pour fonction de relier l'encéphale et tous les organes connectés aux nerfs rachidiens. Elle intègre aussi certaines fonctions : les réflexes simples.
Chaque segment médullaire de la moelle épinière est rattaché à une paire de nerfs rachidiens ou spinaux (31 en tout).
La substance grise (correspondant au corps cellulaire des neurones) est enveloppée par la substance blanche (constituée surtout d'axones myélinisés, donnant la couleur à cette zone). La substance grise en coupe transversale a une forme de papillon.

Ponction lombaire et anesthésie péridurale

Ponction lombaire et anesthésie épidurale s'opèrent au niveau de la colonne vertébrale mais concerne des espaces différents :

- la ponction lombaire de LCR (seulement quelques gouttes) s'effectue au niveau de l'espace inter-épineux L3/L4 ou L4/L5 (là où la moelle épinière risque le moins d'être endommagée),
- l'anesthésie péridurale est effectuée dans l'espace péridural, au-dessous de la vertèbre D4.

C. L'encéphale

Le cerveau est constitué de deux hémisphères cérébraux et du diencéphale.

Hémisphères cérébraux

Une coupe frontale montre :

- cortex cérébral : zone la plus externe, correspond à la substance grise composée des amas de corps cellulaires des neurones,
- substance blanche : zone intermédiaire composée des axones myélinisés,
- noyaux basaux (ou noyaux gris centraux) : zone la plus interne correspondant à des amas de corps cellulaires (d'où la couleur grise) de neurones localisés dans la substance blanche. Interviennent dans le contrôle précis des mouvements, la régulation du tonus musculaire, la posture.

Circulation de l'influx nerveux dans le nerf spinal

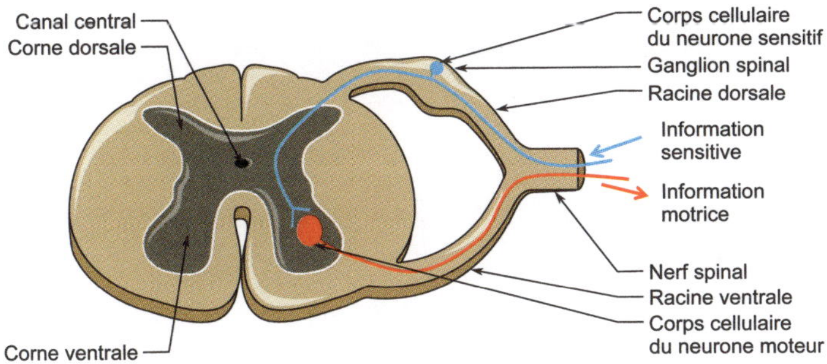

Coupe frontale des hémisphères cérébraux

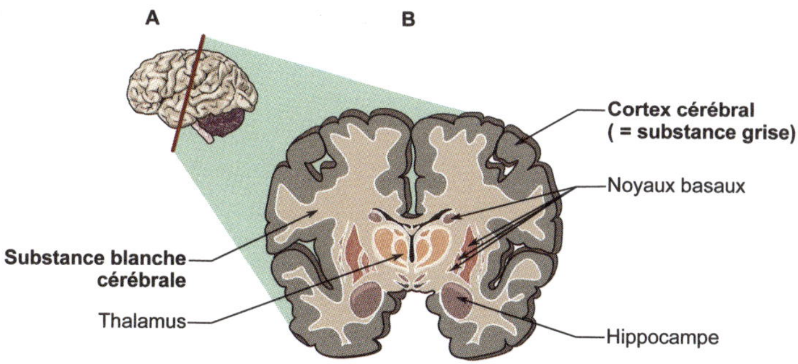

Le cortex cérébral est organisé en **aires fonctionnelles** :
- aires motrices (contrôle les mouvements),
- aires sensitives (perception sensorielles),
- aires associatives (traitent les informations sensorielles perçues comme des messages).

Diencéphale

Localisé sous les hémisphères et est composé des 4 structures suivantes :
- le **thalamus**,
- **l'hypothalamus** : relie la base de l'hypothalamus à l'hypophyse. Il a un rôle essentiel dans le maintien de l'homéostasie (pression artérielle, fréquence et amplitude respiratoire, température corporelle...), la perception des réactions émotionnelles, la sensation de faim ou de satiété, la sensation de soif,
- **l'hypophyse** : régule le système endocrinien,
- **l'épiphyse** : régule le cycle veille/sommeil (mélatonine).

D. Le tronc cérébral

Il est composé :

- du mésencéphale,
- du pont de Varole,
- du bulbe rachidien.

Le **mésencéphale** et le **pont de Varole** contiennent les noyaux des nerfs crâniens et sont aussi responsables des réflexes auditifs et visuels. Le mésencéphale contient aussi la substance noire, riche en mélanine, dont les neurones libèrent de la **dopamine**.

Maladie de Parkinson

Chez les patients atteints de la maladie de Parkinson, on constate une disparition progressive des neurones de la substance noire. Par conséquent, les noyaux basaux qui ne reçoivent plus de dopamine deviennent hyperactifs et on observe une perte du contrôle de la motricité.

Le **bulbe rachidien** correspond à la partie terminale du tronc cérébral et est relié à la moelle épinière. Il participe au maintien de l'homéostasie (cardiovasculaire, respiratoire, en occasionnant vomissement, hoquet, toux, éternuement, déglutition, salivation).

E. Le cervelet

Il est situé à l'arrière du pont de Varole et du bulbe rachidien. Il est composé de deux hémisphères. Il participe à la coordination des mouvements (conduire une voiture, jouer d'un instrument...). En quelque sorte, il **harmonise les mouvements** en apportant des corrections aux commandes du cerveau.

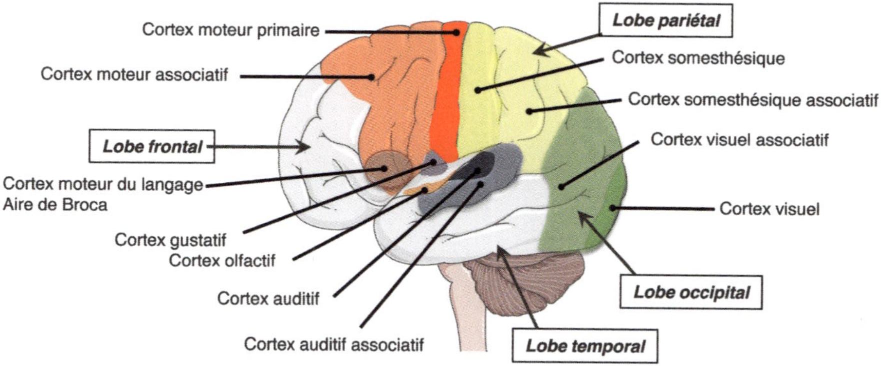

Remarque. Chez 90 % de la population, l'hémisphère gauche est dit dominant et est celui qui contrôle les capacités de langage et les capacités de logique.

Anatomie du cervelet

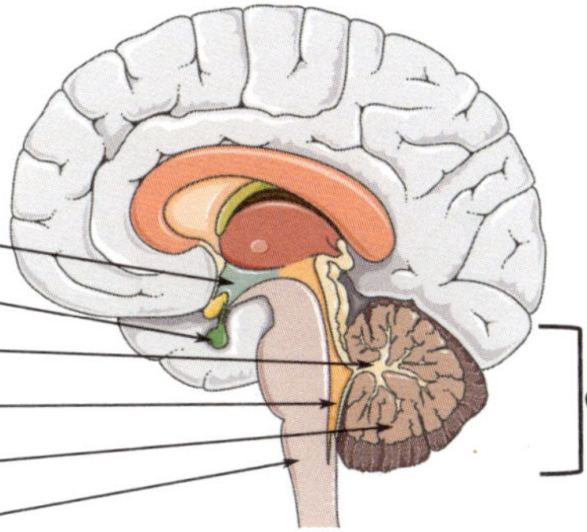

Alcoolisme chronique et atrophie cérébelleuse

L'alcoolisme chronique est la cause d'atrophie cérébelleuse, qui entraîne des troubles de la marche et de la statique.

5 Système nerveux périphérique

Le SNP comprend :

- les **récepteurs sensoriels**,
- les **nerfs périphériques** (nerfs crâniens et rachidiens) et **les ganglions**,
- les **terminaisons motrices**.

Définition

Un nerf est un organe du SNP. Il est constitué de **plusieurs axones** myélinisés ou non, de **vaisseaux sanguins** et **lymphatiques**. Les axones sont regroupés en fascicules et les fascicules sont enveloppés d'une gaine fibreuse.

Il existe des **nerfs sensoriels** (transmettent les informations sensorielles vers le SNC), **moteurs** (conduisent les influx nerveux du SNC) et **mixtes** (sensoriels et moteurs) qui transmettent, dans ce dernier cas, l'information dans les deux sens vers le SNC et en provenance du SNC.

Selon leur localisation, on peut classer les nerfs en :
- **nerfs crâniens** rattachés directement à l'encéphale, il en existe **12 paires**,
- **nerfs rachidiens** rattachés à la moelle osseuse, il en existe **31 paires**. Ils émergent de la moelle épinière et innervent tout le corps (sauf la tête et le cou). Ce sont des nerfs mixtes.

L'information sensitive arrive par la racine dorsale possédant un ganglion contenant le corps cellulaire d'un neurone sensitif. L'information motrice repart par la racine ventrale.

Activité réflexe

La moelle épinière, en plus de relier l'encéphale à tous les organes connectés aux nerfs rachidiens, intègre des fonctions réflexes indépendantes du SNC.

Un réflexe est une réponse comportementale automatique (involontaire) et rapide (ex. : marcher sur un clou, se brûler entraîne des réflexes d'éloignement).

Dans ce cas, un neurone sensoriel est relié à un ou plusieurs neurones moteurs dans la moelle épinière. Le SNC n'intervient pas.

En vérifiant les réflexes patellaires, plantaires, le médecin vérifie l'intégrité des connexions motrices et sensitives entre le muscle et la moelle épinière.

Organisation du nerf

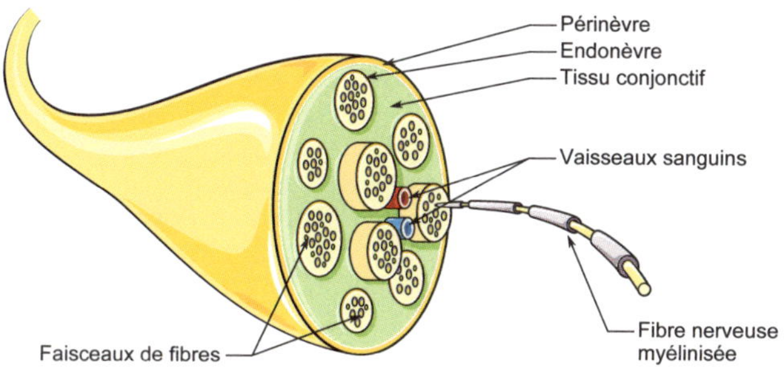

Arc réflexe polysynaptique

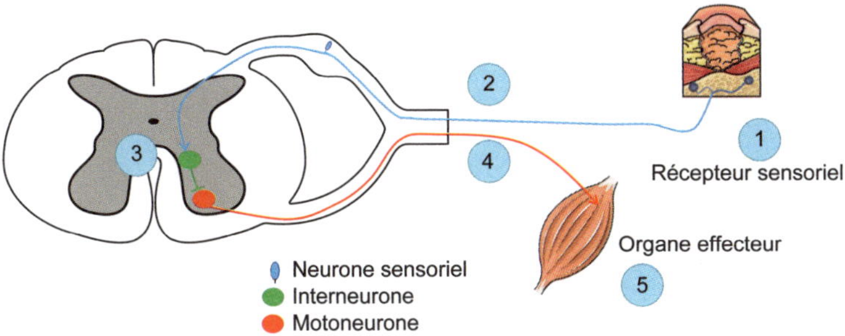

Nerfs crâniens

Nom	Type de nerfs	Fonctions
I Olfactif	Sensoriel	Olfaction
II Optique	Sensoriel	Vision
III Oculomoteur	Moteur	Mouvements bulbe de l'œil, muscle paupière, muscle ciliaire, contraction pupille
IV Trochléaire	Moteur	Mouvements oculaires
V Trijumeau	Mixte	Nerfs sensitifs du visage + innervation muscles de la mastication
VI Abducens	Moteur	Mouvements oculaires
VII Facial	Mixte	Expressions du visage, transporte informations sensorielles de la langue (2/3 avant) au cerveau
VIII Vestibulocochléaire	Sensoriel	Audition et équilibre
IX Glossopharyngien	Mixte	Transporte informations sensorielles de la langue (1/3 arrière) au cerveau
X Vague	Mixte	Nombreuses afférences et efférences vers de nombreux organes (cœur, poumon...), glandes et muscles
XI Accessoire	Moteur	Muscles de la bouche et cervicaux
XII Hypoglosse	Moteur	Muscles de la langue

6 Système nerveux autonome

- Le système nerveux autonome commande les fonctions viscérales de l'organisme (fonctionnement du cœur, des appareils digestifs, maintien de la pression artérielle, de la température corporelle). Son action est très rapide et permet d'apporter rapidement des corrections.
- Il est formé de deux ensembles de fibres nerveuses :

- le système nerveux sympathique : la voie est composée de deux neurones, un premier neurone court qui débouche sur un ganglion sympathique et innerve et un second neurone plus long relié à l'organe effecteur et dont le neurorécepteur est de l'adrénaline,
- le système nerveux parasympathique : la voie est aussi composée de deux neurones, un premier long qui débouche sur un ganglion parasympathique qui innerve un second neurone plus court et dont le neurorécepteur est l'acétylcholine.

La plupart des organes végétatifs sont innervés par des terminaisons à la fois sympathiques et parasympathiques.

- Les nerfs sympathiques proviennent de la moelle épinière et sont mis en jeu dans des situations nécessitant une réponse urgente (fuite, agression, besoins énergétiques importants...). Les nerfs parasympathiques sont pour la plupart des nerfs crâniens.

Exemples d'effets des systèmes nerveux sympathiques et parasympathiques sur divers organes

Organes effecteurs	Effets du système nerveux parasympathiques	Effets du système nerveux sympathiques
Œil (iris)	Stimulation du muscle sphincter de-là pupille Constriction des pupilles	Stimulation du muscle dilatateur de la pupille Dilatation des pupilles
Muscle cardiaque	Diminution de la fréquence cardiaque	Accroissement de la fréquence et de la force cardiaque
Intestin	Augmentation de la motilité (péristaltisme) et de la sécrétion Relâchement des sphincters	Diminution de l'activité des glandes et des muscles lisses du système digestif et de la contraction des sphincters

- Globalement l'activité du système nerveux parasympathique prédomine au cours du repos et de la digestion.

• L'activité du système sympathique permet de faire face aux situations d'urgence (combat ou fuite), notamment par la sécrétion de catécholamines (adrénaline, noradrénaline) et l'augmentation de la fréquence cardiaque, la redistribution sanguine vers les muscles, l'augmentation de la glycémie…

Le système nerveux autonome

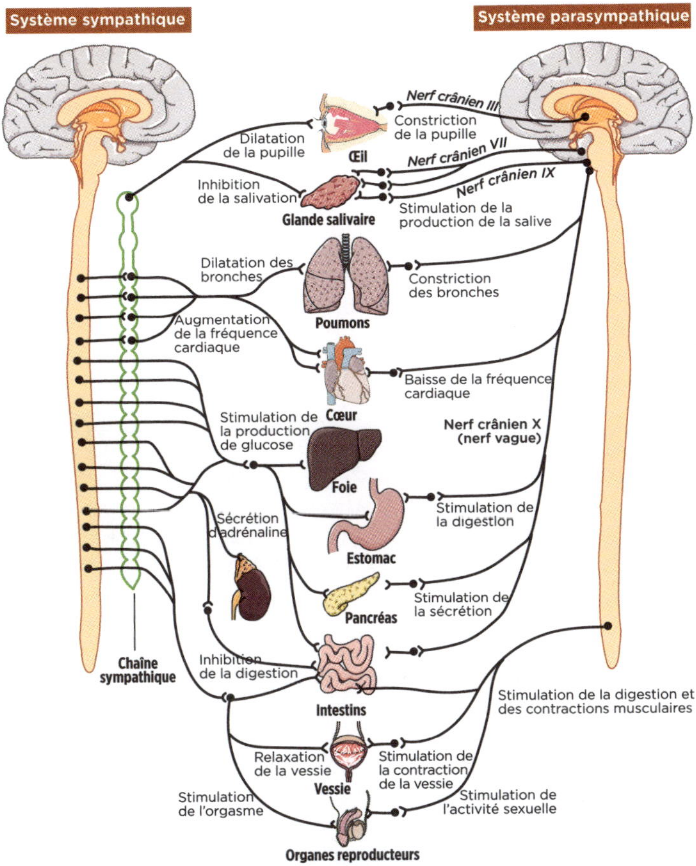

MÉMO

6 Le système endocrine

Objectif : Comprendre les synergies entre le système endocrine et le système nerveux

1 Organisation générale du système endocrine

Le système endocrine forme et sécrète des hormones. Il est composé de glandes :

- glandes exocrines : sécrétions non hormonales vers le milieu extérieur (ex. : glandes sudoripares, mammaires, salivaires...)
- glandes endocrines : synthétisent et sécrètent des hormones vers le sang pour être véhiculées vers les organes cibles (ex. : hypophyse, thymus, glande thyroïde, glandes surrénales...)
- glandes mixtes : elles sont à la fois exocrines et endocrines (ex. : ovaires, testicules, pancréas...).

2 Les hormones

Définition

Une hormone est un médiateur chimique véhiculé par le sang et agissant à distance. Les hormones agissent sur les cellules cibles en accélérant ou en ralentissant leur processus normal.

Les activités hormonales sont multiples sur la reproduction, la croissance, le développement, la gestion du stress, l'équilibre du glucose... La régulation hormonale maintient l'équilibre physiologique. Elles ont une durée de vie de 20 minutes à plusieurs heures. Leur effet varie dans le temps de quelques secondes à plusieurs jours.

La sécrétion des hormones dépend de 3 stimuli :

- stimulus humoral : des variations dans le sang de certains ions ou nutriments déclenchent la libération d'hormones (Ca^{2+}/PTH, glucose/insuline...),

- **stimulus nerveux** : le SN autonome sympathique induit la libération d'adrénaline par les surrénales,
- **stimulus hormonal** : des glandes endocrines libèrent des hormones en réponse à d'autres hormones.

3 Principales glandes endocrines

A. L'hypothalamus et l'hypophyse

L'hypothalamus et l'hypophyse sont localisés à la base du cerveau. L'hypophyse est liée à la base de l'hypothalamus par la **tige pituitaire**. L'hypophyse comprend 2 lobes :

- un lobe glandulaire = **adénohypophyse** qui synthétise et libère des hormones,
- un lobe nerveux = **neurohypophyse** qui est formée des prolongements des neurones hypothalamiques.

Les glandes endocrines

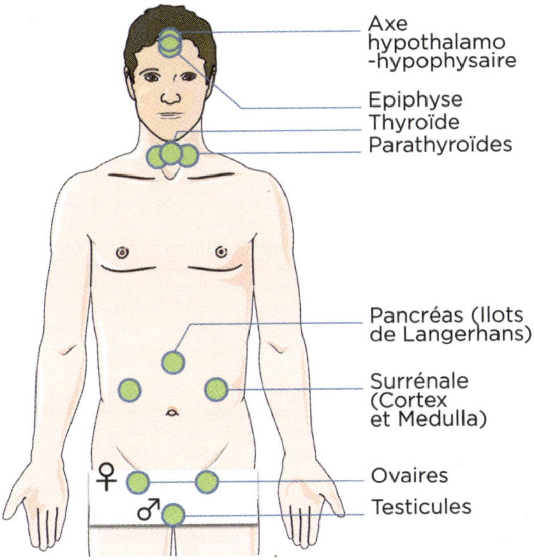

Relations entre l'hypophyse et l'hypothalamus

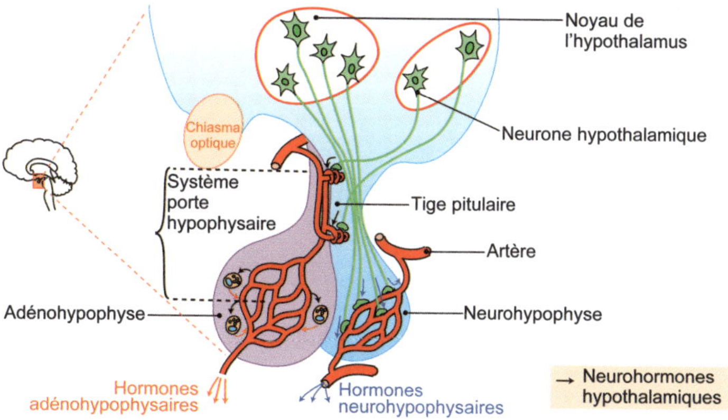

Tableau : les principales hormones produites par l'hypophyse

Hormone	Effets
GH (Hormone de croissance)	Favorise la production d'IGF qui stimule la croissance
TSH (Thréotrophine)	Stimule l'activité de la thyroïde (hormone thyréotrope)
ACTH (corticotropine)	Stimule l'activité sécrétrice du cortex surrénal (hormone thyréotrope)
FSH (Hormone folliculostimulante)	Contrôle le fonctionnement des gonades
LH (Hormone lutéinisante)	LH déclenche l'ovulation chez la femme, chez l'homme LH stimule la production de testostérone
PRL (Prolactine)	Stimule la lactation

L'adénohypophyse communique avec l'hypothalamus par voie vasculaire et permet ainsi le contrôle de la sécrétion des hormones adénohypophysaires.

Les sécrétions hypothalamiques sont régulées par le SNC.

La neurohypophyse ne fait que stocker des hormones (ocytocine et ADH), elles sont sécrétées sur demande :

- ocytocine et contraction utérus,
- ADH et déshydratation : produite lorsque la concentration des solutés sanguins augmente.

B. La glande thyroïde

C'est une glande de 25 g environ composée de deux lobes reliés par l'isthme. Elle est située à la base du cou, en avant de la trachée.

Les hormones thyroïdiennes sont :

- T4 (Tétraiodothyronine ou thyroxine T4), qui contient 4 atomes d'iode,
- T3 (Triiodothyronine), qui contient 3 atomes d'iode.

Elles sont synthétisées à partir de l'iode circulant, les apports recommandés journaliers sont de 100 µg/j.

Les hormones T3 et 4 agissent sur presque tous les tissus. Ce sont les principales hormones métaboliques. Elles augmentent le métabolisme basal, contrôlent la croissance et le développement des tissus osseux et nerveux.

T4 est utilisé en thérapeutique en cas d'hypothyroïdie.

La calcitonine (CT) est aussi une hormone thyroïdienne et permet d'augmenter la concentration plasmatique en Ca^{2+}. Elle agit surtout pendant l'enfance.

C. Les glandes parathyroïdes

Il s'agit de 4 glandes localisées sur la face postérieure de la thyroïde. Elles produisent de la PTH (Parathormone) qui a pour effet d'augmenter le taux de Ca^{2+} sanguin.

D. Les glandes surrénales

Elles sont au nombre de deux et sont localisées au-dessus des reins. Elles comprennent deux parties : cortex surrénal et médulla surrénale.

Hormones corticosurrénales

Une trentaine d'hormones sont synthétisées par le cortex surrénal, il s'agit d'hormones stéroïdes synthétisées à partir du cholestérol.

- L'aldostérone est la principale hormone minéralocorticoïde. Elle est régulée par le système rénine-angiotensine. Elle intervient dans l'équilibre hydrominéral.
- Le cortisol est la principale hormone glucocorticoïde chez l'homme. Il contrôle le métabolisme organique et permet de résister au stress. Sa sécrétion suit un rythme circadien avec un pic de sécrétion le matin.

Localisation de la thyroïde

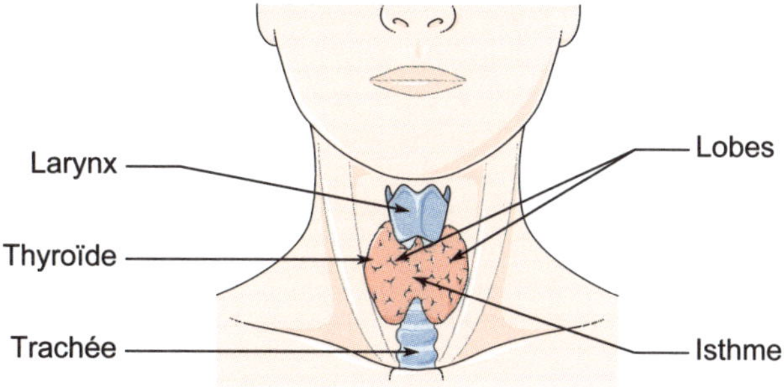

Crétinisme

Une carence en iode peut entraîner un arrêt du développement mental et physique par manque d'hormones T3 et T4.
Cette maladie a disparu en France par l'emploi de sel iodé mais elle existait dans les régions éloignées de la mer.

Localisation des parathyroïdes, vue postérieure

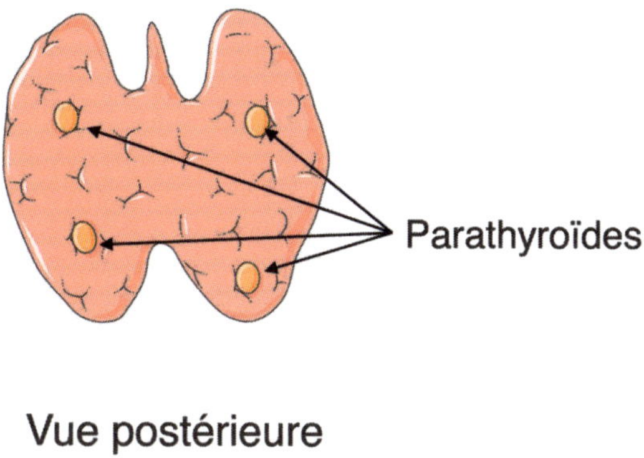

Anatomie des glandes surrénales

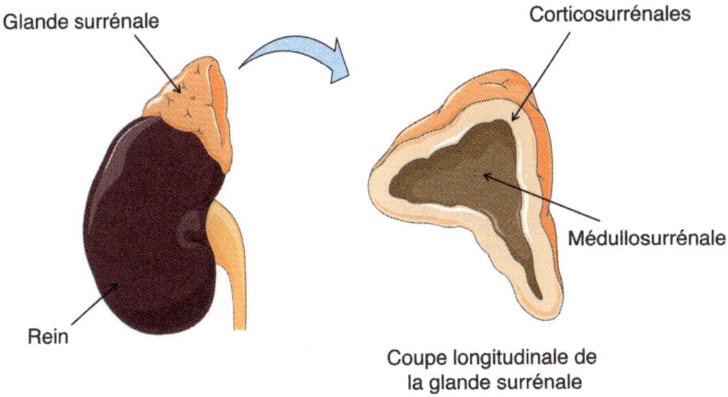

Hormones médullosurrénales

Les médullo-surrénales sont assimilées à des neurones sympathiques modifiés qui libèrent des catécholamines : **adrénaline** (80 %) et **noradrénaline** (NA) (20 %). En cas de stress, le SN autonome sympathique est activé entraînant une réaction de lutte ou de fuite. Ces hormones provoquent des réactions brèves contrairement au cortisol.

E. Le pancréas

Le pancréas est situé à l'arrière de l'estomac. La fonction **endocrine** est assurée par une partie minuscule du pancréas (environ 1 % de la masse totale) : les **ilots de Langerhans**. Ces ilots sont composés de cellules α et β qui synthétisent respectivement du **glucagon** et de l'**insuline** qui interviennent dans la régulation de la glycémie. Ils ont des effets opposés, l'insuline est hypoglycémiante alors qu'au contraire le glucagon est hyperglycémiant.

Anatomie du pancréas

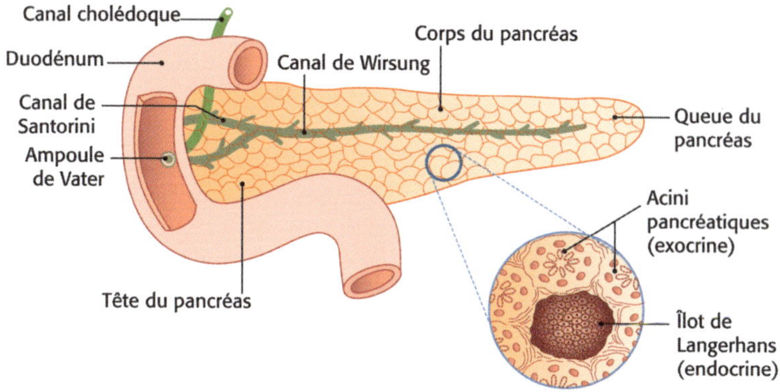

F. Les gonades

Les gonades sont les ovaires chez la femme et les testicules chez l'homme.

G. Le thymus

Il est localisé dans le thorax, à l'arrière du sternum. Sa taille régresse avec l'âge. Il produit des hormones thymiques nécessaires à la maturation des lymphocytes T.

H. La glande pinéale

C'est une glande du diencéphale. Elle produit de la mélatonine au cours des phases d'obscurité. Cette hormone participe à l'entraînement des rythmes circardiens.

4 Les autres tissus et organes endocrines

Un grand nombre d'organes présentent des cellules à action endocrine. Par exemple, les cellules gastriques sécrètent de la gastrine qui stimule la sécrétion d'HCl par l'estomac ou encore le placenta qui sécrète des œstrogènes et de la progestérone permettant le maintien de la grossesse.

Tableau : action endocrine des organes

Organe	Hormone	Effets
Peau	Cholécalciférol	Homéostasie calcique
Estomac	Ghréline	- Stimulation de la prise alimentaire - Inhibition de l'action de l'insuline - Activation de la mobilité gastro-intestinale
Estomac et duodénum	Gastrine	- Sécrétion d'HCL par l'estomac - Augmente la motilité gastrique
Duodénum	Sécrétine	- Stimule la sécrétion du suc pancréatique et de la bile - Inhibe l'activité sécrétrice gastrique
	Peptide insulinotrophique glucodépendant (GIP)	- Stimule la sécrétion d'insuline
	Cholécystokinine (CCK)	- Stimule la sécrétion pancréatique et biliaire - Inhibition de la prise alimentaire
Iléon et colon	Glucagon-like peptide-1	- Stimule la sécrétion d'insuline
	Peptide YY	- Inhibition de la prise alimentaire
Reins	Rénine	- Augmente la sécrétion d'aldostérone
	Érythropoïétine	- Stimule l'érythropoïèse
	Calcitriol	- Homéostasie phosphocalcique
Cœur	Facteur natriurétique auriculaire	- Diminution de la pression artérielle
Tissu adipeux	Leptine	- Diminution de la prise alimentaire
Placenta	Gonadotrophine chorionique (hCG)	- Stimule le corps jaune et permet son activité ostrogénique et progestéronique
	Œstrogène et progestérone	- Maintien de la grossesse
	Hormone chorionique somatomammotrope (hCS)	- Stimule le développement mammaire

MÉMO

7 Rythmes biologiques

Objectif : Comprendre le rôle majeur des rythmes biologiques dans le fonctionnement des organismes vivants.

1 Généralités et classification

La rythmicité est une des propriétés fondamentales de la matière vivante.

Toutes nos activités métaboliques, physiologiques et psychologiques suivent des rythmes circadiens (période de 24 heures). Ces activités passent, toutes les 24 heures, par un sommet et un creux. Ces rythmes permettent à l'organisme de prévoir et donc par anticipation d'assurer une homéostasie prédictive.

La chronobiologie étudie ces variations. La pharmacodynamique tient compte de ces rythmes pour l'administration de certains médicaments à des moments précis pour améliorer leurs effets.

Un rythme biologique est défini par :

- sa période (permet de distinguer les rythmes de haute, moyenne et basse fréquence),
- le maximum (acrophase) et le minimum de sa valeur, ce qui équivaut à son amplitude,
- le niveau moyen de sa valeur (mésor).

Rythme biologique : chronogramme et paramètres

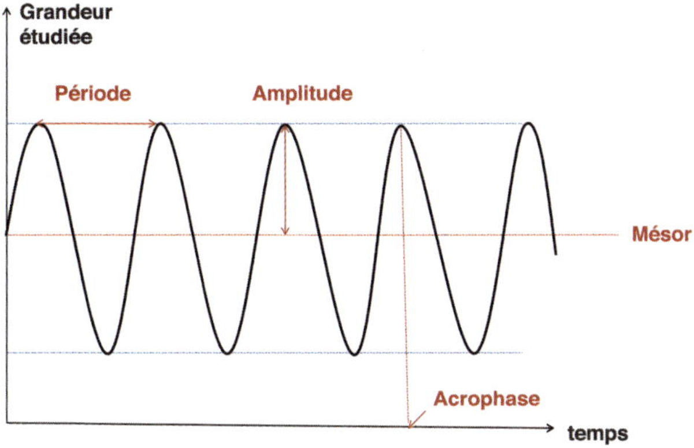

2 La notion d'horloge biologique

Les rythmes circadiens (période de 24 heures) sont sous la dépendance d'une horloge biologique interne (innée) subissant l'influence de synchronisateurs environnementaux.
L'horloge interne principale se situe dans les noyaux suprachiasmatiques (NSC) de l'hypothalamus. Les NCS intègrent les informations des synchronisateurs lumineux (captés par la rétine) et non lumineux, ils propagent ensuite un signal synchronisant des systèmes circadiens périphériques dans tout l'organisme.
La mélatonine permet aussi la propagation du message mais par voie sanguine, elle est l'indicateur principal de la nuit biologique des organes. Elle n'est sécrétée que la nuit.

3 Le sommeil

Au cours du sommeil, on distingue, le sommeil lent et le sommeil paradoxal.
Le sommeil lent comprend 4 stades :
- fermeture des yeux,
- sommeil léger,
- sommeil moyennement profond et
- sommeil profond.

L'**hypnogramme** permet de repérer les différents stades (de 1 à 4) et cycles au cours du sommeil. On dénombre 4 ou 5 cycles d'une durée approximative moyenne de 1 h 30-2 heures Le stade 4 (correspondant au sommeil profond) est le stade le plus long au cours des premiers cycles.

Au cours du sommeil paradoxal, l'activité cérébrale est proche de l'éveil, les fréquences cardiaques et respiratoires augmentent et c'est à ce moment que l'on rêve.

Rythme biologique : hypnogramme

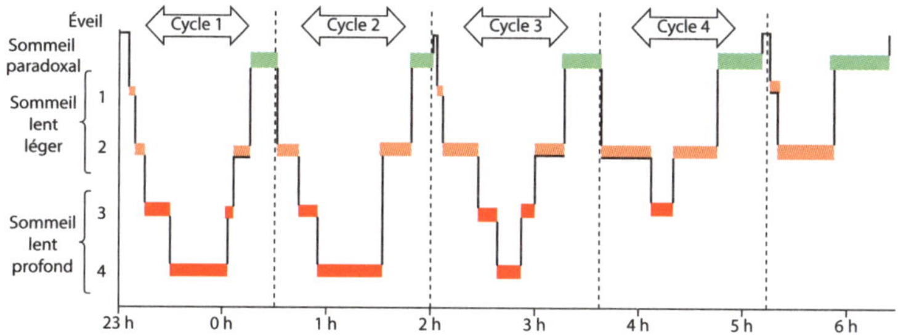

Tableau : troubles du sommeil

Insomnies	Mauvaise mise en place des cycles du sommeil
Narcolepsie	Somnolence excessive
Parasomnies • Terreurs nocturnes • Somnambulisme • Bruxisme • Somniloquie • Cataplaxie	 Troubles spectaculaires du sommeil sans souvenirs Déambulation nocturne en état d'inconscience Manie de grincer des dents Parole pendant le sommeil Diminution ou perte du tonus musculaire sans perte de conscience

8 Les téguments

Objectif : Connaître l'anatomie du tégument et son fonctionnement.

1 Définition et fonction

Définition
Les téguments correspondent à l'ensemble des tissus et des formations organiques (peau, poils, cheveux, phanères) qui constituent le revêtement externe du corps de l'homme.

Les téguments servent d'enveloppe au corps humain et de protection. Chez l'adulte, le tégument représente 6 % du poids total, soit en moyenne 4 kg.

2 Composition des téguments

La peau, les annexes cutanées et les corticules sensoriels.

A. Peau

La peau est la zone de contact avec l'environnement. Elle comprend trois parties :
- l'épiderme = épithélium non vascularisé,
- le derme = tissu conjonctif,
- l'hypoderme = nature adipeuse, relie la peau aux organes sous-jacents.

Épiderme

Correspond à un épithélium de revêtement, il est stratifié et composé.

Derme

Correspond à du tissu conjonctif, donc de soutien, riche en vaisseaux sanguins. Il contient les glandes annexes de la peau, les follicules pileux et les corpuscules tactiles.

Hypoderme

Situé sous le derme (hypo = sous).
C'est un tissu conjonctif très riche en lobules adipeux. Il contient les corpuscules tactiles de Pacini et les glandes sudoripares.

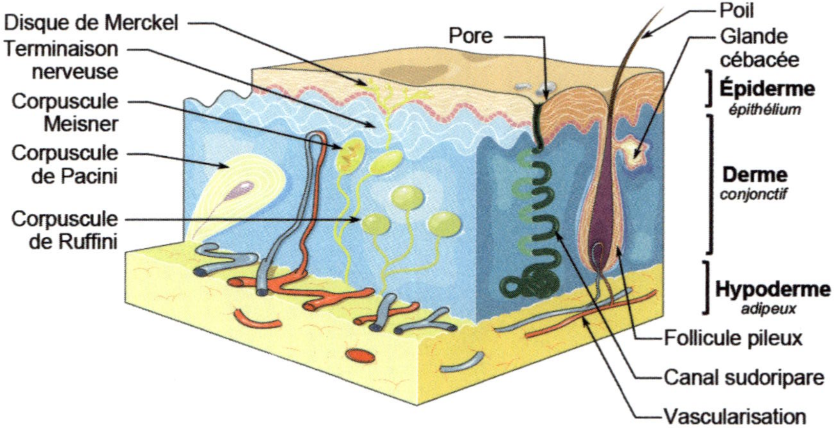

Structure générale de la peau

Les différentes couches cellulaires de l'épiderme

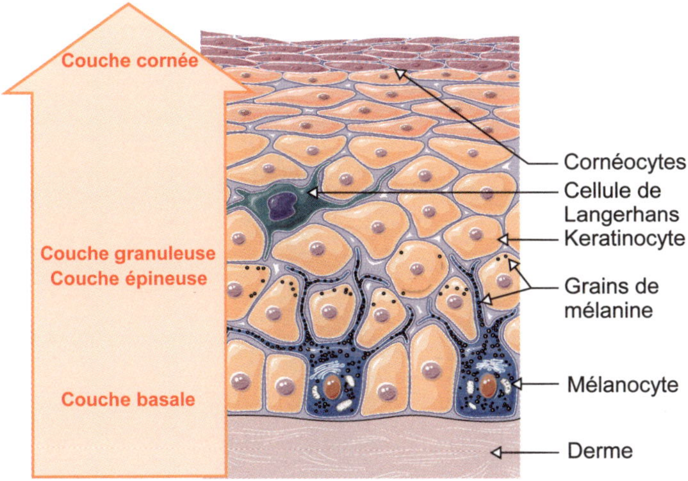

Sébum

Le sébum contient essentiellement des lipides et des débris de cellules mortes.

Le sébum lubrifie le poil et la peau en format un film hydrolipidique. Il est donc protecteur de la déshydratation.

Il véhicule des odeurs individuelles.

Sa sécrétion est influencée par l'état hormonal (sécrétion plus importante à la puberté), par le stress et la température.

La **séborrhée** correspond à une hyperactivation des glandes sébacées sous stimulation hormonale. La peau devient grasse et acnéique. Les cheveux ont aussi un aspect gras.

B. Annexes cutanées

Appareil pilo-sébacé

Il correspond aux **poils** et aux **glandes sébacées** annexées à ces derniers. Un poil correspond à une structure kératinisée due à une invagination de l'épiderme. À chaque poil est associé un muscle arrecteur ou horripilateur (contracté lorsque l'on a la chair de poule par exemple) et une ou plusieurs glandes sébacées.

Qu'est-ce qui régule la pousse des poils ?
La croissance des poils est discontinue : alternance de période de croissance et de repos.
Croissance contrôlée sous l'influence des hormones sexuelles, surrénaliennes et thyroïdiennes. La testostérone favorise la pousse du poil alors que les œstrogènes s'y opposent.
Lorsque le poil est arraché ou lorsqu'il chute, il y a régénération à partir de la matrice.
L'épilation définitive permet de tuer les cellules souches de la matrice.

L'appareil pilo-sébacé

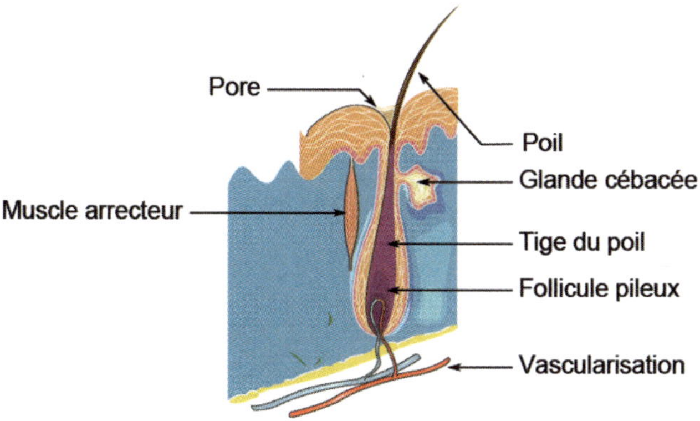

Ongles

Ils correspondent à une région spécialisée de la peau, au niveau de la face dorsale des extrémités des doigts et des orteils. Ils sont composés de deux parties essentielles :

- la matrice qui reste invisible, car sous la peau, et qui assure la croissance continue des ongles.
- le limbe, qui correspond à la partie visible de l'ongle et est limité latéralement par des bourrelets.

Le durcissement de l'ongle est assuré comme pour les poils et les cheveux par les cellules de la matrice qui se remplissent de kératine dure.

Croissance journalière de 0,1 mm, soit une croissance totale d'environ 2 m chez quelqu'un de 50 ans !

La structure de l'ongle

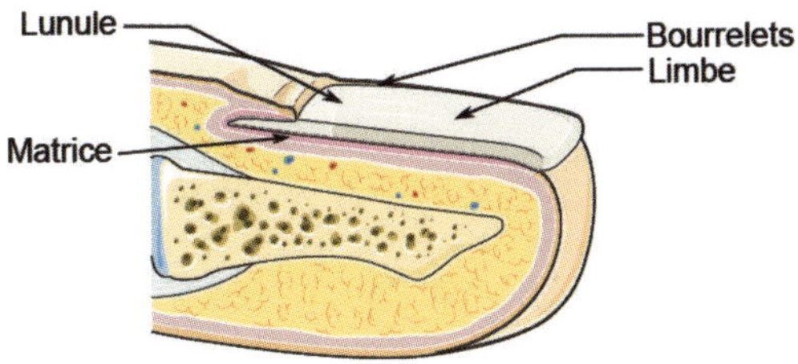

Les glandes sudoripares

Les glandes sudoripares sont responsables de la sécrétion de la sueur. Il en existe deux types :

- les glandes sudoripares eccrines : sur tout le corps (et encore plus sous les pieds et la paume des mains). Facilitent la préhension. Non associées au système pileux.
- les glandes sudoripares apocrines : reliées au follicule pileux pour lubrifier le poil et favoriser la pousse. Fonctionnelles à partir de la puberté.

La sueur est régulée par l'hypothalamus, si la température ambiante est supérieure à celle du corps, on observe une vasodilatation des capillaires périglomérulaires entraînant la transpiration. En s'évaporant, la sueur rafraîchit. Elle présente par son acidité des propriétés fongiques et bactéricides. Son odeur est due au fait que certaines bactéries de la peau s'en nourrissent et produisent des composés chimiques odorants.

C. Corticules sensoriels

Les corticules sensoriels forment le système nerveux cutané sensoriel. Chaque sensation est transmise grâce à des récepteurs spécifiques relayés par des fibres sensorielles.

Plusieurs types de récepteurs ont été identifiés :

- les **récepteurs mécaniques** transmettent la sensibilité à la pression, à la vibration et au tact (contact rapide et peu appuyé) : terminaisons libres, disque de Merkel, corpuscules de Meissner, corpuscules de Pacini, corpuscules de Ruffini ;
- les **thermorécepteurs** transmettent la sensibilité au chaud et au froid ;
- les **nocicepteurs** sont des récepteurs de la douleur.

9 Physiologie sensorielle

Objectif : Comprendre les liens entre la perception des différents stimuli extérieurs.

La survie d'un organisme dépend de sa capacité à répondre aux stimuli environnementaux. Ces stimuli peuvent être **externes** ou **internes**. Une partie de ces stimuli sont perçus de façon **consciente** (lecture du journal) ou **inconsciente** (pression artérielle). Nous nous limiterons à la détection et intégration des stimuli externes.

1 Schéma général de la transduction sensorielle

Les informations sensorielles sont envoyées au SNC et perçues selon un processus en 4 grandes étapes :
STIMULATION → Paramètres de l'environnement ⇒ **stimulus**
TRANSDUCTION → Activation du **récepteur sensoriel** ⇒ ouverture/fermeture canaux ioniques
TRANSMISSION → Transmission du signal par le **neurone sensoriel via un potentiel d'action**
INTERPRÉTATION → **Interprétation** du stimulus par le **SNC** ⇒ production d'effets moteurs et subjectifs (sensations, pensées, affectivité...).

2 Intégration au niveau du SNC

Le **cortex cérébral** contient des unités de traitement de l'information et peut-être divisé :
- en **cortex primaires** : traitent directement les informations sensorielles ou motrices
- **aires associatives** : intègrent ces signaux (garde ces signaux en mémoire, rend ces perceptions conscientes, associent les perceptions avec des expériences préalables...).

3 Les sens somatiques

Il existe 3 grandes classes de stimuli environnementaux :

Forces mécaniques	Agents chimiques	Énergie
Pression Gravité Inertie Son Toucher Vibration Température	Goût Odeur Humidité	Lumière
Stimulent les MÉCANORÉCEPTEURS	Stimulent les CHIMIORÉCEPTEURS	Stimule les PHOTORÉCEPTEURS

Une deuxième classification permet de séparer les **extérocepteurs** (récepteurs qui perçoivent des stimuli qui proviennent de l'environnement extérieur) des **intérocepteurs** (récepteurs qui perçoivent des stimuli du corps lui-même).

Organisation des cortex sensoriels

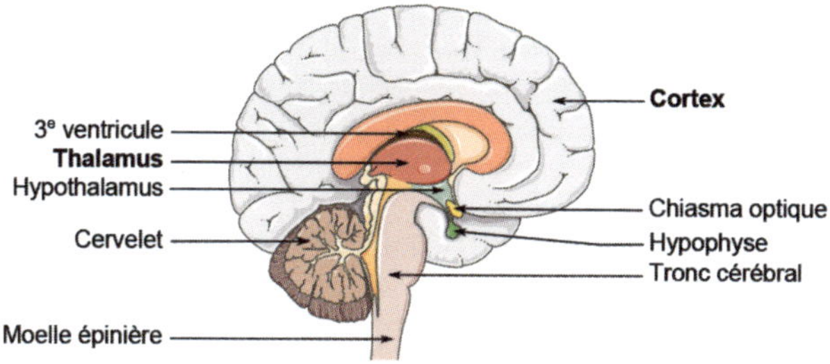

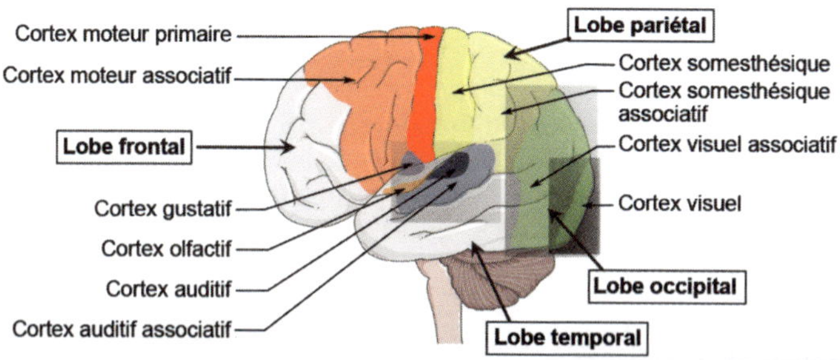

A. Les mécanorécepteurs

Les mécanorécepteurs cutanés

La peau répond à des stimuli très variables et présente une innervation riche. Par exemple, les doigts présentent 2 500 récepteurs/cm^2.

Il existe 5 types de récepteurs mécaniques cutanés :

- les terminaisons libres,
- les disques de Merkel,
- les corpuscules de Peissner,
- les corpuscules de Ruffini,
- les corpuscules de Pacini.

La thermoception cutanée

D'autres récepteurs de la peau sont sensibles aux changements de température, on parle de thermorécepteurs.

Température de la peau

- Dans la vie courante, le port de vêtement maintient la peau à une température constante d'environ 30 °C même si la température extérieure est de 20 °C ⇒ neutralité thermique, on ne ressent « ni chaud ni froid ».
- La sensation thermique peut devenir douloureuse si la température cutanée est inférieure à 17 °C ou supérieure à 44 °C.

Thermomètres frontaux/tympaniques à infrarouge

- Le principe de la mesure par ce thermomètre repose sur la détection de flux radiants dans l'infrarouge.
- Il est utilisé au site tympanique du fait de sa maniabilité et du respect de l'hygiène.
- Le tympan, comme tout corps dont la température est supérieure au zéro absolu, émet en effet des rayons infrarouges qui peuvent être mesurés et transformés en °C.

La nociception et la douleur

Les stimulations nocives mettent en jeu des « nocicepteurs » (neurones libres distribués sur tout le corps) dont l'activité provoque une douleur. C'est un signal d'alarme qui met en jeu des réflexes de protection. La douleur n'est pas toujours proportionnelle à la

maladie. Une lymphangite mammaire être plus douloureuse qu'un cancer à un stade peu avancé.
Pathologie associée : insensibilité congénitale à la douleur (insensibilité à percevoir la douleur sous toutes ces formes et sur tout le corps).

Principes de la perception

Sens	Type d'information	Cellule réceptrices (organe)
Gustation (goût)	Molécule dissoute	Cellule gustative (langue)
Olfaction (odorat)	Molécule aérienne	Neurone olfactif (nez)
Audition (ouïe)	Mécanique (air)	Cellule ciliée (oreille interne)
Système vestibulaire (équilibre)	Mécanique (contact)	
Somesthésie (toucher)	Mécanique (contact)	Neurones variés (peau)
	Thermique	
Vision (vue)	Ondes électromagnétiques (lumière)	Cellule photoréceptrices (rétine de l'œil)

La nociception

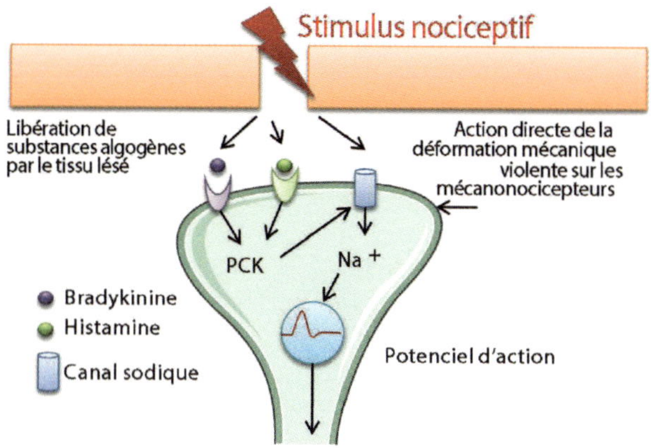

PKC : protéine kinase C

Exemple de douleur aiguë

Une lésion cutanée entraîne une activation de **nocicepteurs** qui sont des dendrites nues situées dans tous les organes (sauf l'encéphale). Ils répondent à des stimuli directs (mécaniques ou thermiques) mais aussi à des substances chimiques **algogènes** (qui créent la douleur) libérées par les tissus lésés. Des molécules capables d'inhiber la synthèse des algogènes apparaîtront comme **antalgiques** (diminuant la douleur) : aspirine, ibuprofène, paracétamol.

L'audition

Caractéristiques du son : les **ondes sonores** correspondent à des variations de pression qui alternent. Les ondes sont caractérisées par leur amplitude mesurée en décibels (dB) et leur fréquence mesurée en Hertz (Hz).

• Anatomie oreille

L'oreille correspond à l'organe de l'audition mais est aussi essentielle pour l'équilibre du corps.

On distingue **3 parties dans l'oreille** : l'oreille externe, l'oreille moyenne et la caisse du tympan.

- **L'oreille externe** correspond au pavillon et canal auditif (peau épaisse, poils et **glandes cérumineuses** à l'origine du **cérumen**). Le fond du canal est fermé par le **tympan**.
- L'**oreille moyenne** correspond à une **cavité** creusée dans le **rocher** (os du crâne). Elle comprend 3 parties communiquant les unes avec les autres :

- la **caisse du tympan** traversée par la chaîne des **osselets** (**marteau**, **incus**[1] et **stapes**[2]),
- les **cavités mastoïdiennes**,
- la **trompe auditive**[3] (met en communication, oreille moyenne et pharynx)
- L'**oreille interne** est composée de plusieurs éléments :
- la **cochlée** qui contient les récepteurs de l'audition,
- la **rampe vestibulaire** et la **rampe tympanique**,

1 Anciennement appelée enclume.
2 Anciennement appelé étrier.
3 Anciennement appelée trompe d'Eustache.

- le **canal cochléaire** qui contient l'**organe de Corti** dans lequel sont localisées les cellules ciliées responsables de l'audition,
- le **vestibule**, responsable de l'équilibre,
- les **canaux semi-circulaires**, qui sont responsables de l'équilibre.

• Physiologie

Les **ondes** sont captées par le **tympan** qui se met à vibrer. Ces vibrations sont transmises jusqu'aux cavités liquidiennes de l'oreille interne. Ces vibrations atténuées dans le liquide sont amplifiées par **l'articulation des osselets de l'audition**[4]. Les vibrations qui arrivent au **stapes** sont transmises au liquide de l'oreille interne qui vibre à son tour. Ces vibrations excitent les **cellules ciliées** localisées dans **l'organe de l'audition** (anciennement organe de Corti).
Cela déclenche la production d'un messager nerveux acheminé par le **nerf cochléaire** au cerveau (aire auditive).

Structure de l'oreille (à gauche) et détails de l'oreille moyenne (à droite)

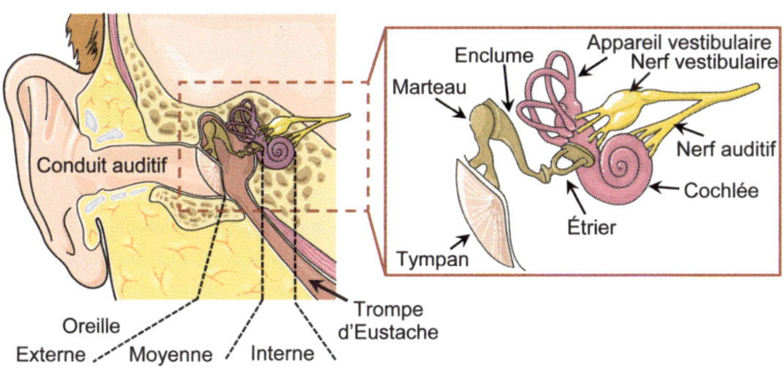

Cérumen

Capte les squames de la peau et permet leur élimination (ailleurs les squames partent par frottement, ici ce n'est pas possible).
Lubrifie pour éviter les irritations
Protège des corps étrangers.

4 Anciennement appelée **la chaîne des osselets.**

Nature des ondes sonores (amplitude et fréquence)

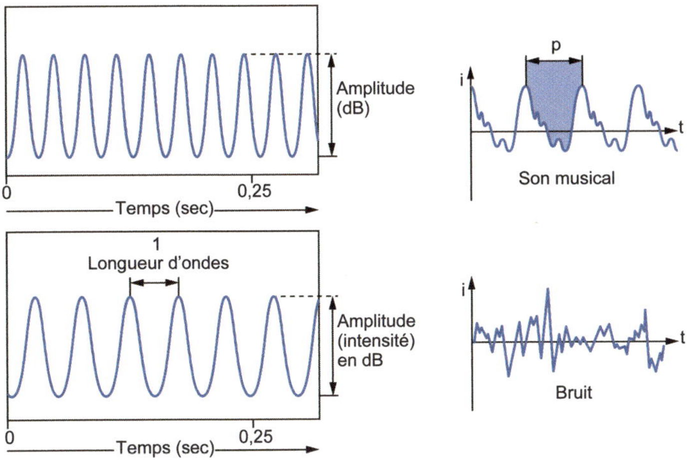

B. Les chimiorécepteurs

▸ L'olfaction

Les humains peuvent sentir plus de 4 000 à 10 000 odeurs.

Les **chimiorécepteurs à l'olfaction** sont localisés dans la partie supérieure de la cavité nasale. Ils sont localisés sur des **cellules olfactrices** à l'extrémité de **cils** plongés dans le **mucus**. Ces cellules olfactrices se prolongent par des axones qui se projettent dans les bulbes olfactifs.

Lorsqu'une molécule odorante entre en contact avec l'un de ces récepteurs, un signal se déclenche et provoque une série de réactions chimiques et électriques. L'influx nerveux se propage jusqu'au cerveau.

L'ensemble de ces axones constitue le **nerf olfactif**.

Le bulbe olfactif trie tous ces messages et sont associés à des valeurs sensorielles. C'est pour ça qu'un parfum peut susciter des émotions sensorielles.

L'olfaction est moins développée chez l'homme que chez les animaux car l'homme étant sociabilisé, il y a eu, au cours de l'évolution une minimisation de la signification sociale des odeurs.

Structure de l'épithélium olfactif

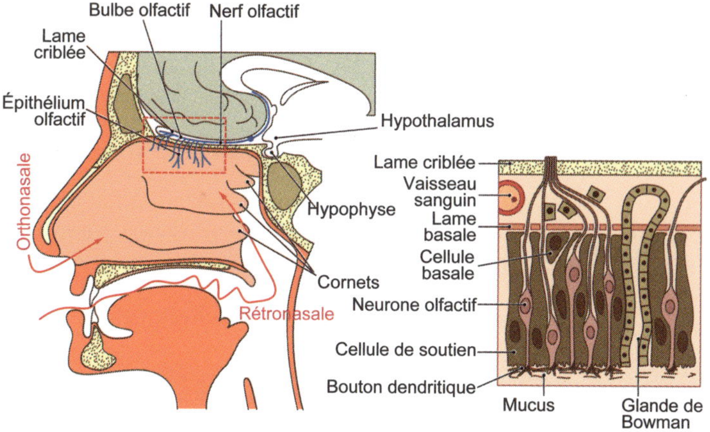

Le goût

Le goût est assez développé chez l'homme par la nature de son régime alimentaire (omnivore).

La langue est le principal organe associé à la gustation.

Les **bourgeons du goût** sont situés dans l'épithélium de la langue dans des zones appelées **papilles**. Il existe 100 bourgeons par **papille** ce qui correspond à 50-100 cellules dont la durée de vie est courte (≈ 10 jours).

Les **stimuli** sont des substances organiques et inorganiques solubles dans la salive. Leur palette est importante mais la sensibilité est faible. Il y a 4 goûts de base : le **salé, l'acide, le sucré** et **l'amer** ; ainsi qu'un 5e goût : **l'unami** (goût donné par un acide aminé le glutamate), signifie en Japonais « goût savoureux », que l'on retrouve typiquement dans les bouillons.

Les zones du goût sur la langue

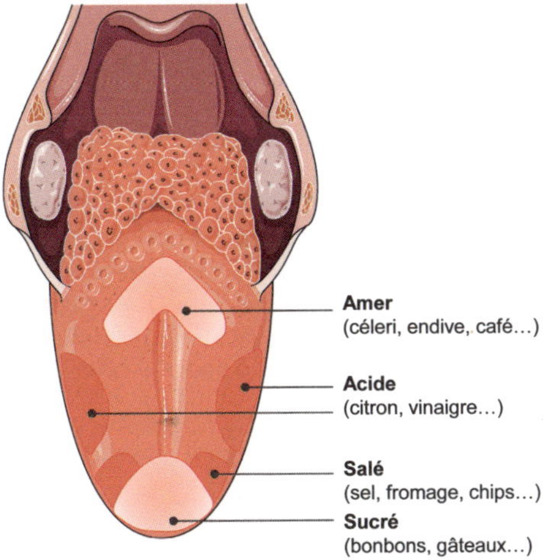

© FGM

Goût et odorat sont indissociables : nez bouché, on ne peut distinguer une pomme d'un oignon.
Certains goûts sont préférés de manière innée comme le lait sucré maternel d'autres sont rejetés, l'expérience parvient à modifier ces préférences.

Origine et voies nerveuses de l'information gustative

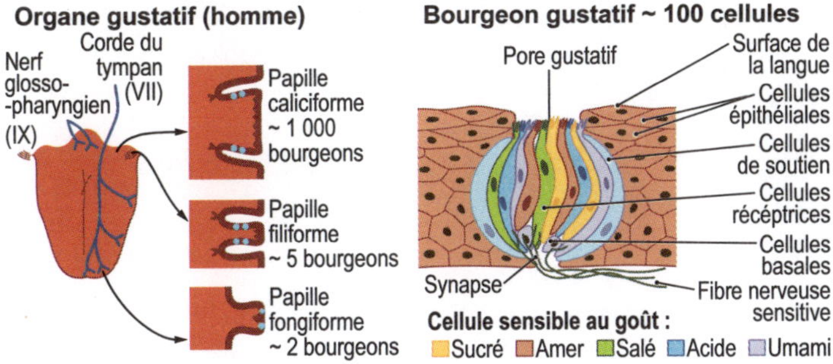

C. Les photorécepteurs

La vision permet de détecter des ondes électromagnétiques afin de visualiser notre environnement.

Anatomie de l'œil

L'œil est une sphère de 2,5 cm. Le **globe oculaire** est recouvert d'une couche protectrice (la **sclérotique**).
La partie antérieure est formée d'une zone transparente : la **cornée**.
Le fond du globe oculaire est tapissé par une membrane, la **rétine**, qui contient plusieurs couches de cellules impliquées dans le traitement de l'information lumineuse (photons). Il **existe deux types de** cellules **photoréceptrices** : les **cônes** et les **bâtonnets**.
La fovéa est une zone de la rétine où l'acuité visuelle est la meilleure.
Derrière ces cellules, on trouve des cellules riches en mélanine qui absorbent les rayons lumineux parasites.
Entre la sclérotique et la rétine, une couche de tissu très vascularisé, la **choroïde**, assure l'apport de nutriments.
Les rayons lumineux qui traversent la cornée subissent une première convergence puis traversent le **cristallin** qui est une **lentille très élastique** qui permet **l'accommodation** dans le but d'amener les rayons lumineux sur la **fovéa**.
L'humeur aqueuse correspond au liquide entre la cornée et le cristallin et l'**humeur vitrée** qui représente les 3/4 de l'œil est un liquide qui maintien la rétine contre la paroi de l'œil.
L'appareil lacrymal en produisant les larmes permet de nettoyer l'œil et de le maintenir humide.

Le trajet de la lumière à travers l'œil

Le rôle de l'œil est de former sur la rétine une image nette qui sera transmise au système nerveux central.
Pour cela, les rayons lumineux traversent la cornée, l'humeur aqueuse puis le cristallin qui se déforme pour adapter sa distance focale sur la rétine.
L'œil humain contrôle les **intensités lumineuses**. La quantité de lumière traversant le **cristallin** est contrôlée par **l'iris**, membrane contractile, percée en son centre par un orifice la **pupille**. En cas de forte luminosité, l'iris s'allonge diminuant la taille de l'orifice et réduisant la quantité de lumière entrant.

▸ Le codage de l'information lumineuse

Dans la rétine, se trouvent deux formes de cellules photoréceptrices :
- les cônes (6 millions),
- les bâtonnets (120 millions).

Les **cônes** sont spécialisés dans la vision des **couleurs** (vision **diurne**), on les retrouve surtout au niveau de la fovéa.

Les **bâtonnets** ne sont impliqués que dans la vision du **noir et blanc** (vision **nocturne**).

Ces cellules photoréceptrices transforment l'onde lumineuse en impulsions électriques appelées influx nerveux.

L'influx nerveux suit le nerf optique jusqu'au lobe occipital où se trouve le centre visuel.

Anatomie de l'œil et composition cellulaire de la rétine

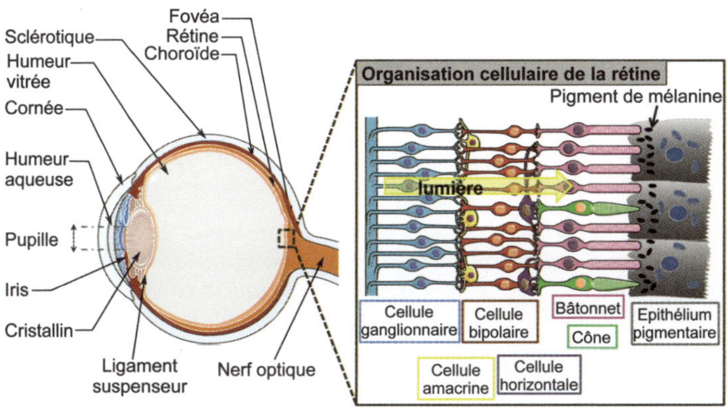

MÉMO

10 Motricité

Objectif : Comprendre les systèmes d'organes impliqués dans la motilité et l'origine des sources d'énergie nécessaires au mouvement.

1 Le système squelettique

Le squelette sert de point d'appui nécessaire au mouvement. Il est composé d'os et de cartilage.

Le squelette a plusieurs rôles :

- **protecteur**,
- **hématopoïétique** : la moelle osseuse contient les cellules souches qui donneront les cellules sanguines,
- de **résistance** aux contraintes mécaniques externes (pesanteur) et aux forces de contraction musculaire,
- de **réservoir de minéraux**, en particulier de calcium et phosphore.

A. Anatomie du squelette

L'homme présente un squelette interne rigide auquel les muscles sont rattachés.

On considère 2 squelettes : le **squelette axial** et le **squelette appendiculaire**.

Le squelette axial

Il forme l'axe du corps et il comprend :

- le **rachis** (colonne vertébrale) constitué de 33 **vertèbres** superposées les unes sur les autres et séparées par des **disques cartilagineux**. Les vertèbres sont composées d'un corps vertébral, d'un trou dans lequel on trouve la moelle épinière, de 2 apophyses (protubérance osseuse) transverses, de 4 apophyses articulaires et d'1 apophyse épineuse ;
- les **côtes**, qui s'articulent avec les vertèbres thoraciques et sont pour la plupart reliées au sternum.

L'ensemble forme la **cage thoracique**.

▸ Le squelette appendiculaire

Il comprend les os des membres et des ceintures scapulaire et pelvienne qui les attachent au squelette axial. Ce sont :

- les **membres supérieurs** (préhension), qui se rattachent au tronc par les os des épaules qui forment la **ceinture scapulaire**,
- les **membres inférieurs** (marche), qui se rattachent au tronc *via* les os iliaques qui forment la **ceinture pelvienne**.

Vues antérieure (A) et postérieure (B) du squelette humain

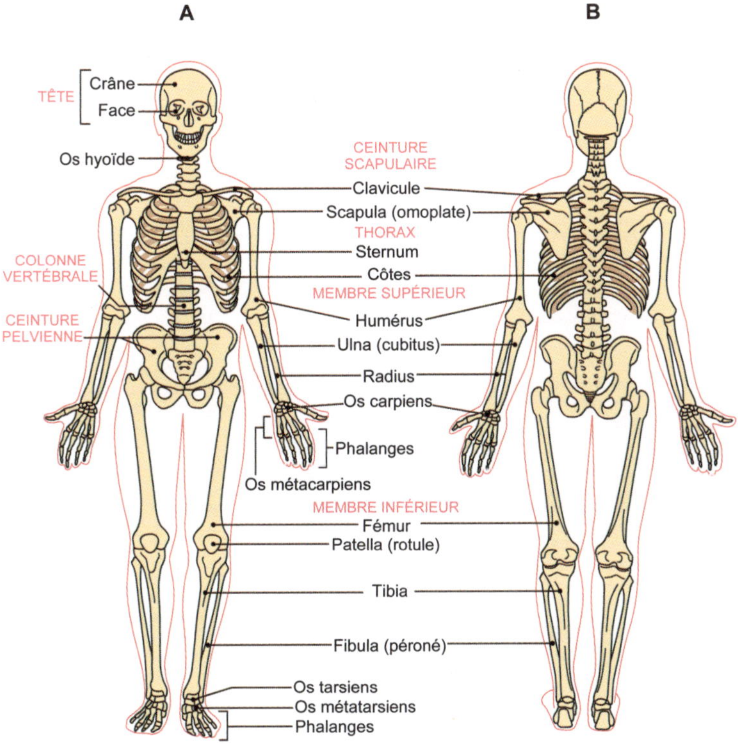

Squelette du tronc et des vertèbres (A). Côtes, ceintures scapulaire et pelvienne, membre supérieur (B) Membre inférieur (C)

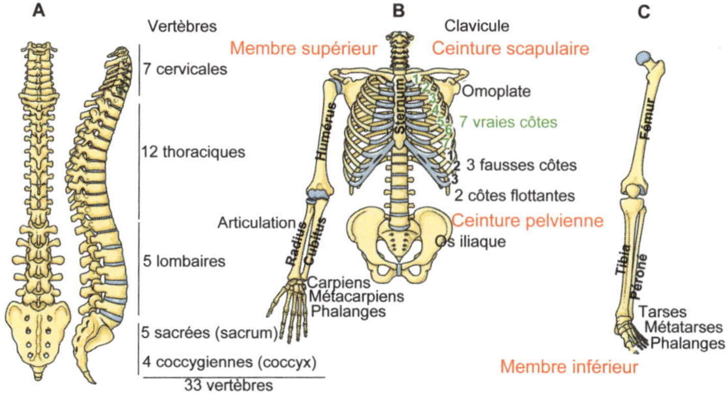

B. Les os

On distingue 3 types d'os en fonction de leur morphologie :
- les os longs (ex. fémur),
- les os courts (ex. vertèbres),
- les os plats (ex. scapula[1]).

Composition

L'os un tissu conjonctif vivant composé :
- d'une matrice osseuse externe, constituée d'une fraction organique et d'une fraction minérale, qui confèrent à l'os sa dureté et sa résistance,
- ainsi que des cellules osseuses des lignées ostéoblastiques (qui fabriquent l'os) et ostéoclastiques (qui lysent l'os pour libérer du calcium par exemple).

Grâce à ce processus, l'os nouvellement constitué remplace l'os vieillissant ce qui permet entre autres de le réparer en cas de fracture. À partir de 30 ans, l'os est davantage résorbé que formé ce qui explique la perte osseuse liée à l'âge. Lorsque le processus destructif est plus important que celui de construction (les ostéoclastes l'emportent sur les ostéoblastes), l'os devient anormalement fragile et on aboutit à une ostéoporose.

1 Anciennement appelée omoplate.

Pour les os longs, on distingue anatomiquement :

- l'**épiphyse**, ou extrémité des os, enveloppée par du cartilage et de nature spongieuse,
- la **diaphyse**, ou partie médiane de l'os, d'aspect tubulaire qui contient chez l'adulte la moelle jaune, elle est bordée d'os compact.

La vascularisation des os est réalisée par des vaisseaux nourriciers qui perforent la diaphyse et réalisent un réseau sanguin interne.

Les os de l'enfant

Chez l'enfant, on repère une particularité au niveau des os longs, à savoir la présence à l'interface métaphyse/épiphyse d'une zone observable en radiologie nommée **physe**, correspondant au cartilage de croissance. Ces régions sont localisées aux extrémités et sont très actives à proximité du genou et loin du coude.

C. Les articulations

Une articulation est la **jonction entre deux pièces du squelette**. Il existe 3 classes principales d'articulations :

- les **articulations immobiles**, ou synarthroses (ex. : sutures entre les os du crâne),
- les **articulations semi-mobiles**, ou amphiarthroses (ex. : liaison entre les os par du cartilage, disques intervertébraux qui séparent les vertèbres), elles jouent surtout un rôle d'amortisseur,
- les **articulations mobiles**, ou diarthroses, encore appelées **articulations synoviales** : les extrémités des os sont plongées dans la synovie, un liquide, permettant aux os de bouger (ex. : articulations des phalanges, de la hanche, etc.).

Vue latérale des vertèbres lombaires (A) et vue supérieure d'une vertèbre dorsale (B).

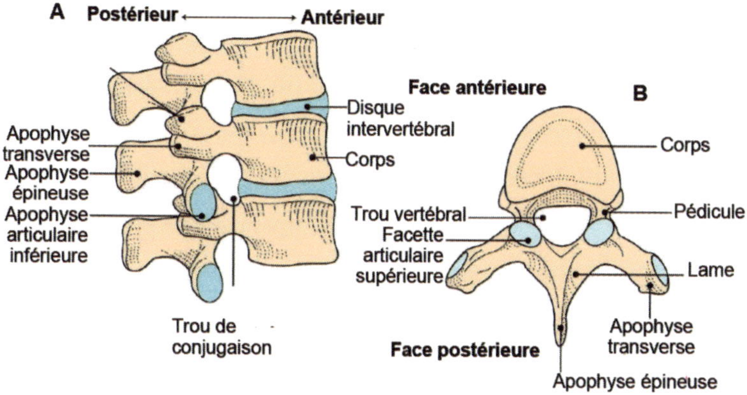

Structure d'un os long

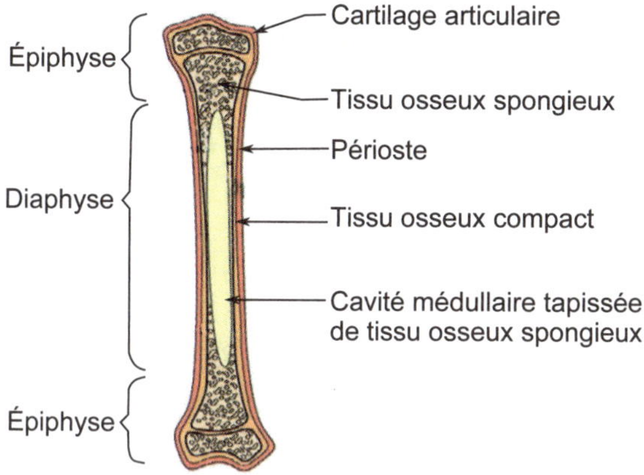

Les principaux mouvements des articulations synoviales

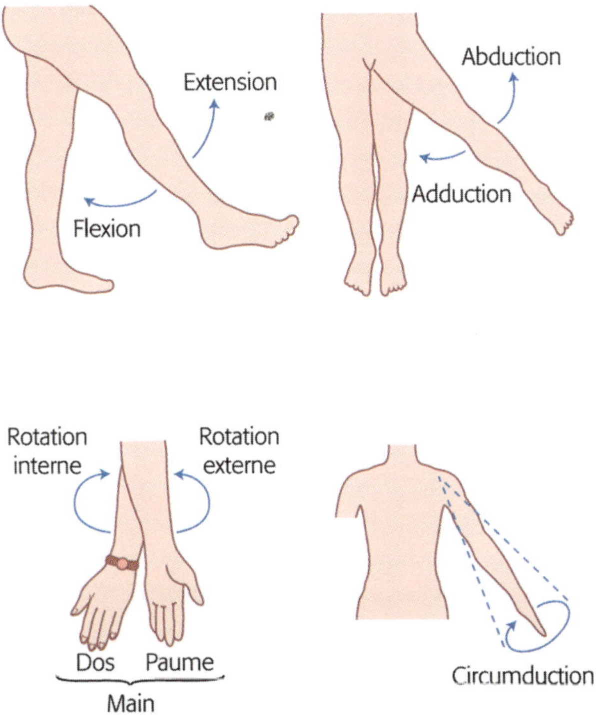

2 Le système musculaire squelettique

La motricité volontaire est assurée par les **muscles squelettiques**. Ils sont responsables de la **mise en mouvement du squelette**.

Les muscles sont insérés sur l'os *via* des **tendons** constitués de tissu fibreux, élastique et solide.

Le muscle responsable d'un mouvement est appelé **muscle agoniste** et celui qui s'y oppose **muscle antagoniste**.

Anatomie du système musculaire squelettique, vue faciale

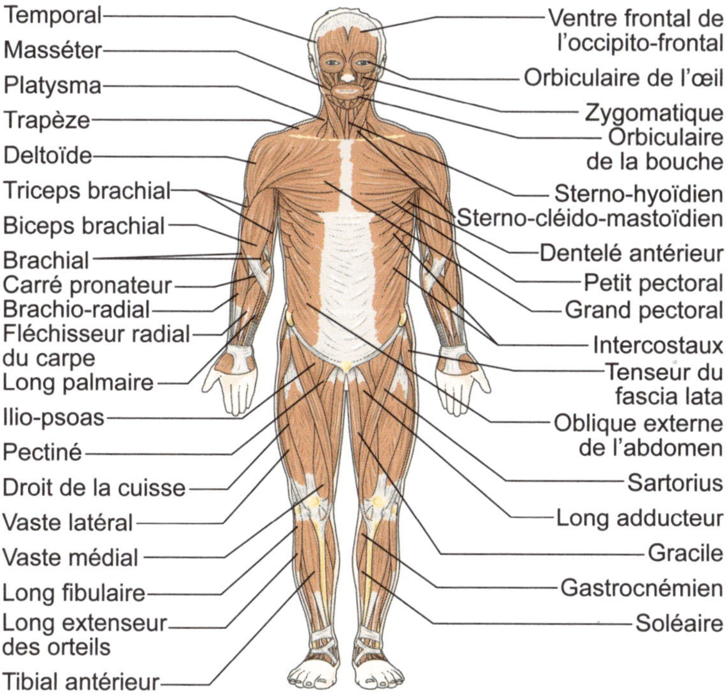

Anatomie du système musculaire squelettique, vue dorsale

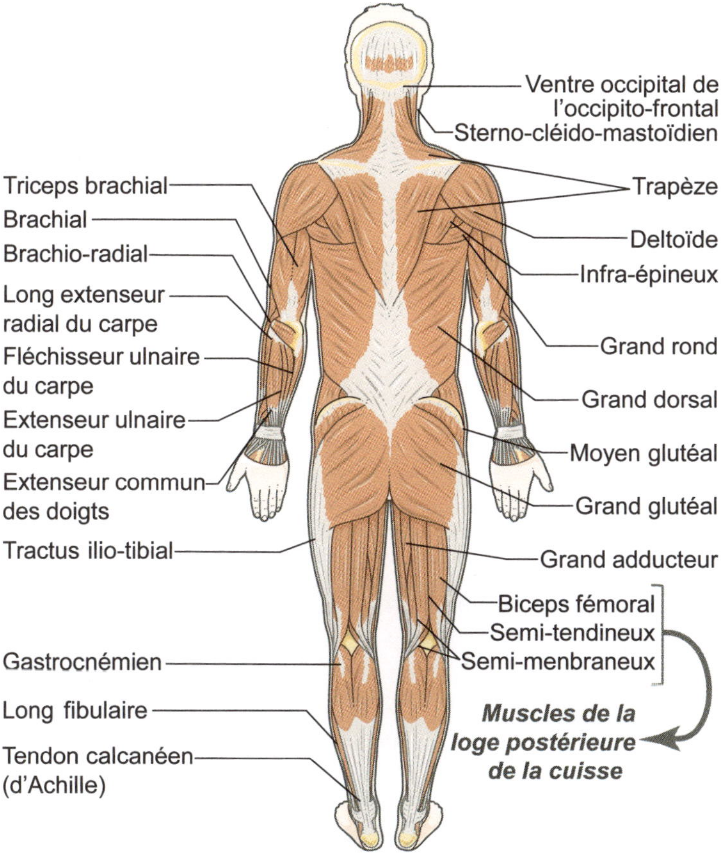

3 Le muscle squelettique et organisation de la motricité

Les muscles sont considérés comme les **moteurs de l'organisme**.

A. Organisation anatomique du muscle

Un muscle est composé de :

- **faisceaux musculaires**, eux-mêmes composés de
- **fibres musculaires** (myocytes).

Les muscles sont recouverts par une enveloppe fibreuse peu extensive appelée **aponévrose**.

L'**épimysium** recouvre l'ensemble du muscle.

Le **périmysium** assemble les fibres musculaires en faisceau de fibres musculaires.

L'**endomysium** entoure chaque fibre musculaire.

Chaque fibre musculaire est en contact avec une **terminaison nerveuse** qui régit son activité.

Les muscles sont irrigués *via* un réseau de capillaires qui vascularisent chaque fibre musculaire.

B. Organisation cellulaire d'une fibre musculaire ou myocyte

Une fibre musculaire est une cellule allongée de longueur variable.

Le nombre de fibres musculaires au sein d'une unité motrice est variable de 5 fibres (muscles oculaires) à 200 fibres dans certains muscles inférieurs.

Elle est entourée d'une membrane, le **sarcolemme**.

Le cytoplasme de la fibre musculaire est appelé le **sarcoplasme**. Il contient :

- des réserves importantes de **glycogène** (énergie de la cellule musculaire) et de la **myoglobine** (transporteur et stockage O_2 dans le muscle),
- un **réticulum sarcoplasmique lisse** (RS) qui en libérant du calcium assure le couplage de l'excitation à la contraction,
- de nombreuses **myofibrilles** (constituées de myofilaments) qui correspondent aux éléments contractiles des cellules des muscles squelettiques. Une striation apparaît comme une alternance de bandes claires et de bandes sombres,
- de **myofilaments** composés de filaments épais, la **myosine**, et de filaments fins, l'**actine**.

La contraction musculaire est permise grâce au glissement actif des filaments épais de myosine entre les filaments fins d'actine. Ainsi l'aspect du sarcomère change lorsqu'un muscle se contracte ou se relâche.

Anatomie du muscle

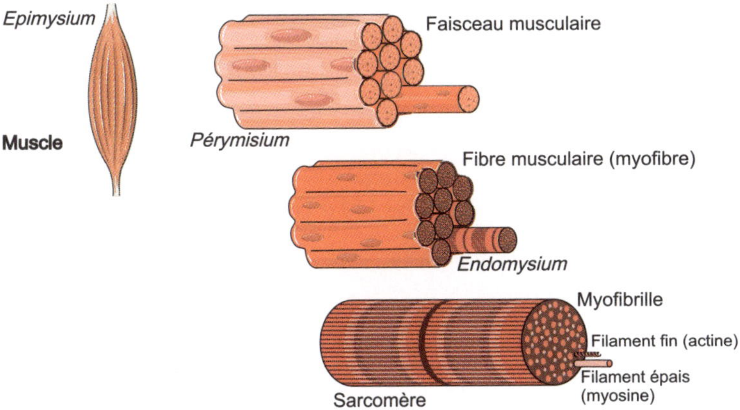

Du muscle à la myofibrille

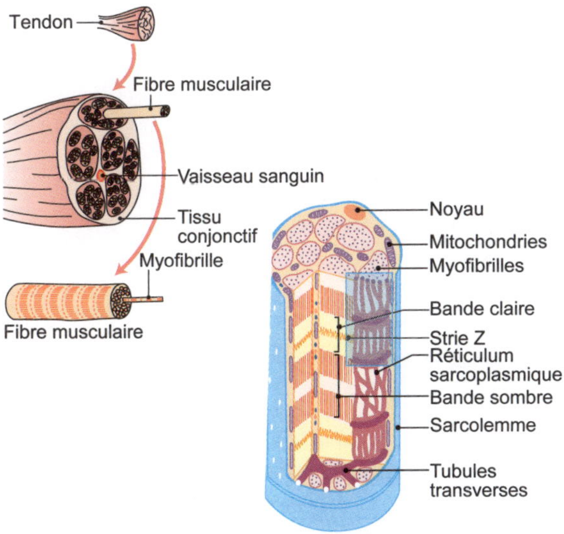

C. Unité motrice

Une unité motrice est formée par :

- un motoneurone (neurone moteur) situé dans la moelle épinière,
- son prolongement (axone) qui chemine dans le nerf périphérique,
- l'ensemble des fibres musculaires que le motoneurone innerve.

Chaque axone moteur se divise en un certain nombre de ramifications qui chacune innerve une seule fibre musculaire.

D. Caractéristiques fonctionnelles des muscles

Les muscles sont :

- excitables,
- contractiles et
- élastiques.

Le rôle du calcium dans la contraction

La contraction musculaire se traduit par un raccourcissement des « fibres » musculaires.

Lors de la contraction musculaire, les myofilaments d'actine glissent entre les myofilaments de myosine. Le déplacement de la myosine sur l'actine est possible grâce à l'hydrolyse de molécules d'ATP.

L'influx nerveux, provoque une dépolarisation de la membrane plasmique qui s'étend le long des membranes puis est transférée au réticulum. La dépolarisation du réticulum provoque la libération du Ca^{2+} qui active la contraction musculaire.

Les nerfs stimulent la contraction

La contraction des muscles est stimulée par les motoneurones. Ces motoneurones se terminent par une synapse au niveau de la fibre musculaire. On parle de jonction neuromusculaire. Le neurotransmetteur de cette synapse est l'acétylcholine.

Un motoneurone peut inverser plusieurs fibres musculaires, mais on ne compte qu'une synapse par motoneurone.

Détail d'une myofibrille : le sarcomère

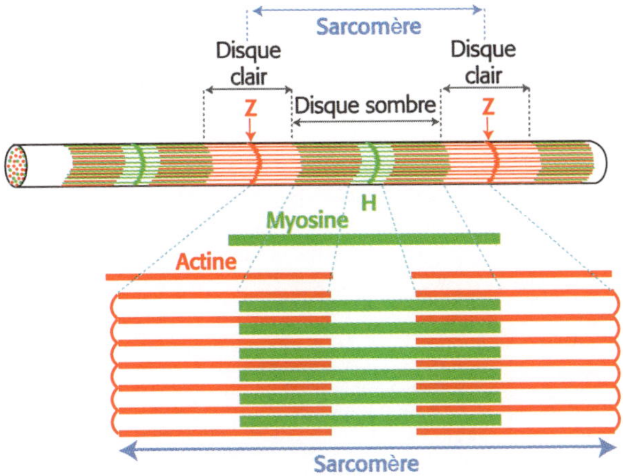

Mécanisme d'inhibition réciproque

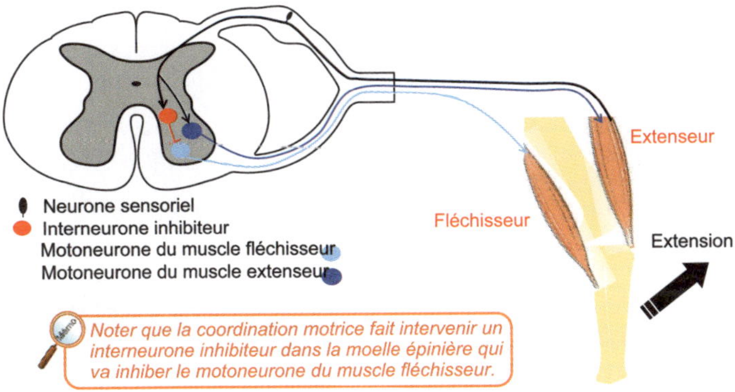

Noter que la coordination motrice fait intervenir un interneurone inhibiteur dans la moelle épinière qui va inhiber le motoneurone du muscle fléchisseur.

4 Les pathologies du système musculaire squelettique

Principales pathologies du rachis

Lombalgie (du latin *lumbus*, rein et du grec *algos*, douleur)	État douloureux du rachis lombaire	
Lumbago (du latin *lumbago*, douleur rénale)	Lombalgie aigue	
Hernie discale (du latin *hernia*, sortie du corps)	Correspond à un déplacement d'un disque intervertébral hors de sa situation normale	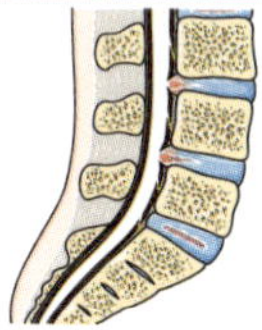
Sciatique	Souvent due à une hernie discale qui vient comprimer les racines du nerf sciatique qui rejoignent la moelle épinière à l'intérieur de la colonne vertébrale	
Arthrose (du grec *arthron*, articulation, et du grec *ôsis* [-ose], suffixe désignant des maladies non inflammatoires ou/et des états chroniques)	Arthrose lombaire correspond à une usure chronique entre vertèbres lombaires (symptômes dans le bas du dos). **Remarque :** Gonarthrose : usure prématurée du cartilage de l'articulation du genou. Coxarthrose : arthrose de la hanche, très fréquente après 60 ans.	Gonarthrose 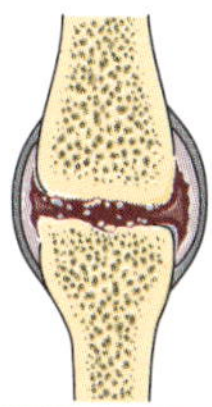
Coup du lapin	Entorse cervicale provoquant un écrasement du bulbe rachidien et pouvant provoquer la mort.	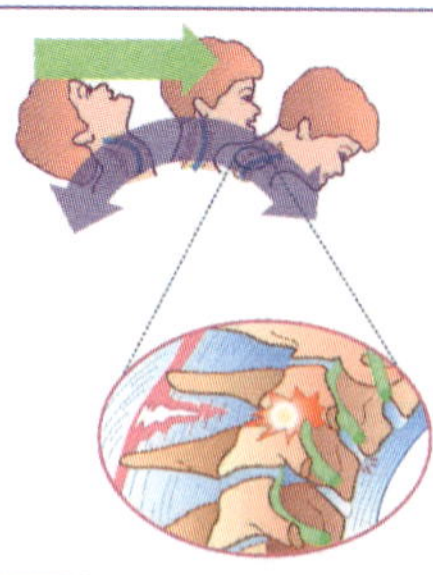

Principales déformations du rachis

Cyphose, lordose, scoliose	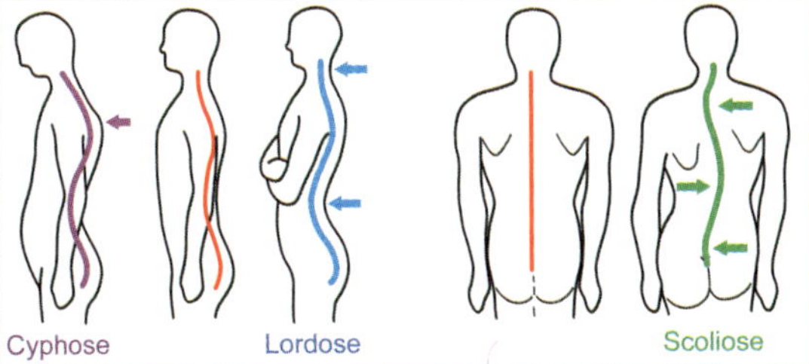

Autres pathologies du squelette et des articulations

Ostéoporose (du grec *osteon*, os, du latin *porus*, passage ; et du grec *ôsis* [-ose], suffixe désignant des maladies non inflammatoires ou/et des états chroniques)	Fragilité du squelette due à une diminution de la masse osseuse (fréquent à la ménopause suite à la diminution des œstrogènes)	
Ostéomalacie	Déminéralisation osseuse due à une faible absorption intestinale du calcium (carence en vitamine D)	
Fracture	Due à un traumatisme allant de la simple fêlure à une fracture complète. Les fractures sont traitées par réduction et la réparation est assurée par les ostéoblastes.	**Fracture de la diaphyse fémorale avec déplacement** 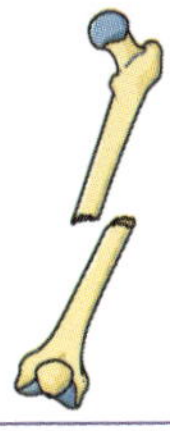
Entorse ou foulure	Traumatisme des ligaments. Le ligament est déchiré ou distendu, il peut aussi y avoir un arrachement osseux.	

MÉMO

11 Respiration

Objectif : Comprendre comment l'air est inspiré et expiré, comment les échanges gazeux se font entre les alvéoles et le sang et entre le sang et les cellules, comment la pression de CO_2 régule la ventilation.

1 Présentation générale de l'appareil respiratoire

La respiration dans son sens large est un processus involontaire qui permet aux cellules de recevoir de l'O_2 et de se débarrasser du CO_2.

A. Organisation anatomique

On appelle voies respiratoires l'ensemble des conduits qui permettent l'arrivée et la sortie d'air au niveau des poumons. On parle aussi d'arbre respiratoire parce qu'il ressemble à un arbre à l'envers.
L'appareil respiratoire est composé des :
- voies aériennes supérieures extra-pulmonaires qui comprennent :
  - le nez,
  - l'arrière-nez, ou naso-pharynx,
  - la bouche,
  - l'arrière-bouche, ou oro-pharynx,
  - et le larynx, carrefour situé entre la bouche et l'œsophage,
- et des voies inférieures intra-thoraciques, qui comprennent :
  - la trachée,
  - les bronches,
  - les bronchioles
  - et les alvéoles pulmonaires.

B. La mécanique ventilatoire

Au cours de l'inspiration (mouvement respiratoire pendant lequel l'air entre dans les poumons), l'air passe soit par le nez (le plus courant), soit par la bouche vers le pharynx (passage commun entre l'air et la nourriture).
L'air bifurque vers le larynx (en cas de pénétration d'une substance autre que l'air dans le larynx, cela entraîne un réflexe de toux),

traverse les cordes vocales, provoquant leur vibration et par conséquent produisant des bruits.

Le larynx s'ouvre sur la **trachée**, qui correspond à un tube maintenu béant par des demi-anneaux de cartilage conduisant l'air du larynx vers les bronches.

Les **bronches** sont les conduits amenant l'air de la trachée à chaque poumon.

Deux bronches principales desservent le poumon droit et le poumon gauche.

Anatomie de l'appareil respiratoire

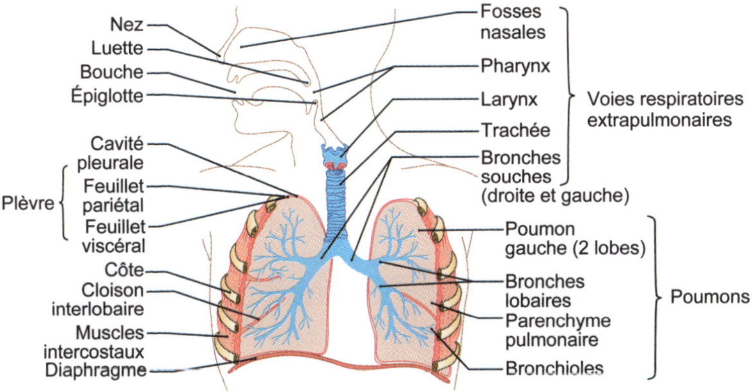

Anatomie des poumons et organisation des bronchioles

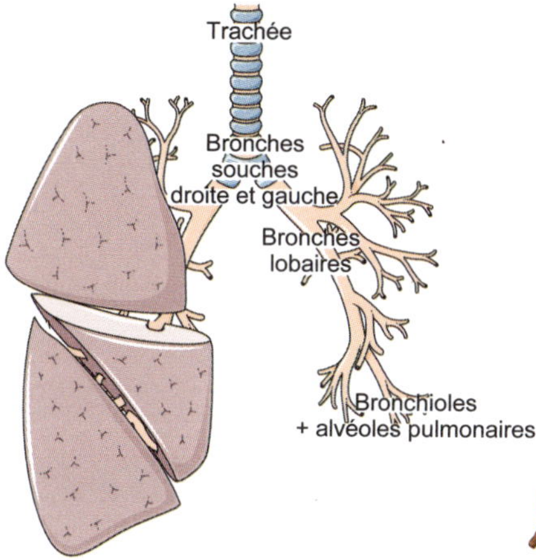

Anatomie des poumons

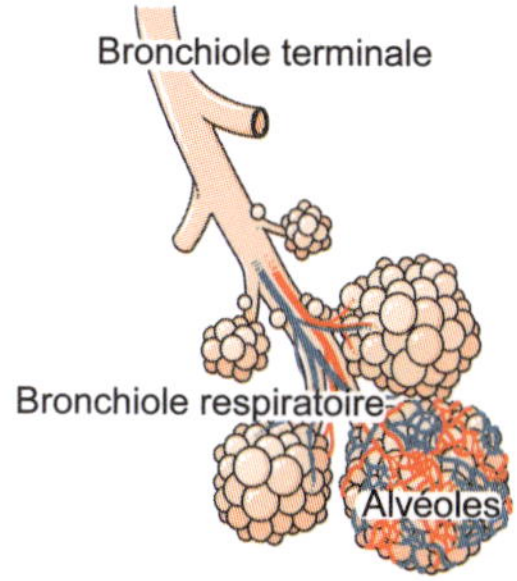

Organisation terminale des bronchioles

Noter :
- l'importante ramification des bronches
- la terminaison en cul de sac des bronchioles alvéolaires

Chacune de ces bronches se subdivise en arrivant au poumon en **bronches lobaires**. Par la suite, elles se divisent en bronches de plus en plus petites. On appelle bronchiole la ramification terminale des bronches.

Les **bronchioles** sont fines, ne contiennent pas de cartilage et sont donc compressibles par l'air inspiré et se terminent par de minuscules sacs remplis d'air : les **alvéoles pulmonaires**. Chez l'homme, il y a environ 300 millions d'alvéoles pour chacun des deux poumons, la surface de diffusion pourrait atteindre 80 m^2.

C'est au niveau des alvéoles que se réalisent les **échanges gazeux respiratoires**, c'est une **surface d'échange** très importante :
- quand on **inspire**, les alvéoles se gonflent,
- quand on **expire** (mouvement respiratoire pendant lequel l'air sort des poumons), les alvéoles diminuent de volume en se vidant.

Les alvéoles sont entourées de vaisseaux sanguins très fins : les **capillaires**. C'est à travers la paroi des capillaires que se font les échanges gazeux, permis par l'étroitesse de la barrière alvéolo-capillaire.

L'hématose est l'oxygénation du sang au niveau des poumons. C'est la transformation du sang veineux riche en CO_2, en un sang artériel riche en O_2.

Zones d'échanges entre l'air et le sang

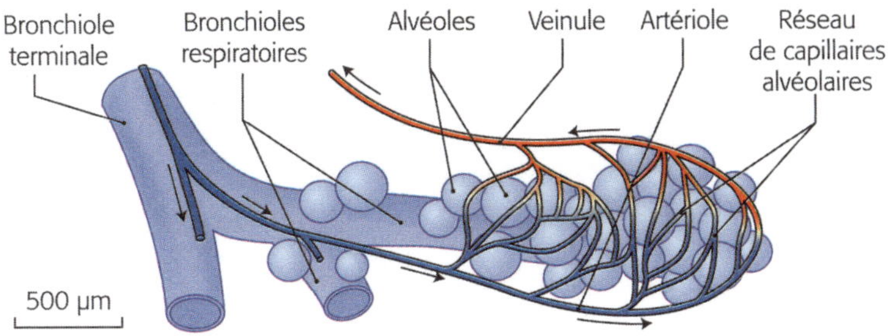

Par leur composition (bronches plus air), les poumons sont des organes spongieux situés au-dessus du diaphragme dans la cage thoracique et organisés en **lobes** (3 lobes à droite, 2 lobes à gauche, pour laisser un emplacement au cœur).

La **plèvre** correspond à une couche membraneuse qui recouvre les poumons.

Relations vasculaires cœur-poumons

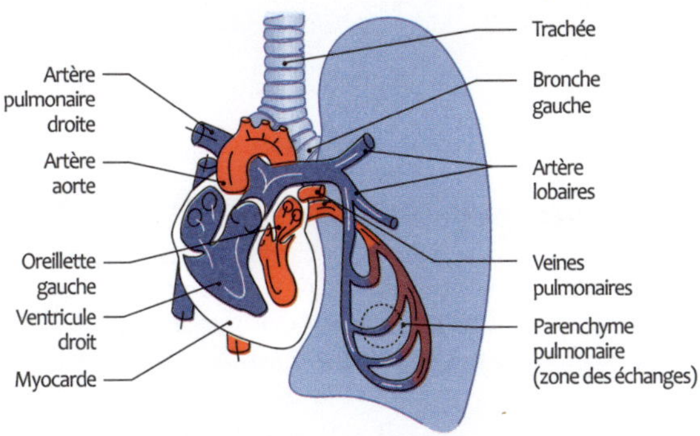

Elle est constituée de deux feuillets :

- le **feuillet viscéral** recouvre le poumon,
- le **feuillet pariétal** est en contact avec la cavité thoracique.

Entre ces deux feuillets, une infime quantité de liquide, le liquide pleural (15 à 25 mL) permet aux poumons de glisser doucement à l'intérieur de la cage thoracique.

Les poumons sont irrigués par la circulation pulmonaire ou **petite circulation**.

Évolution de la cage thoracique lors d'un cycle respiratoire

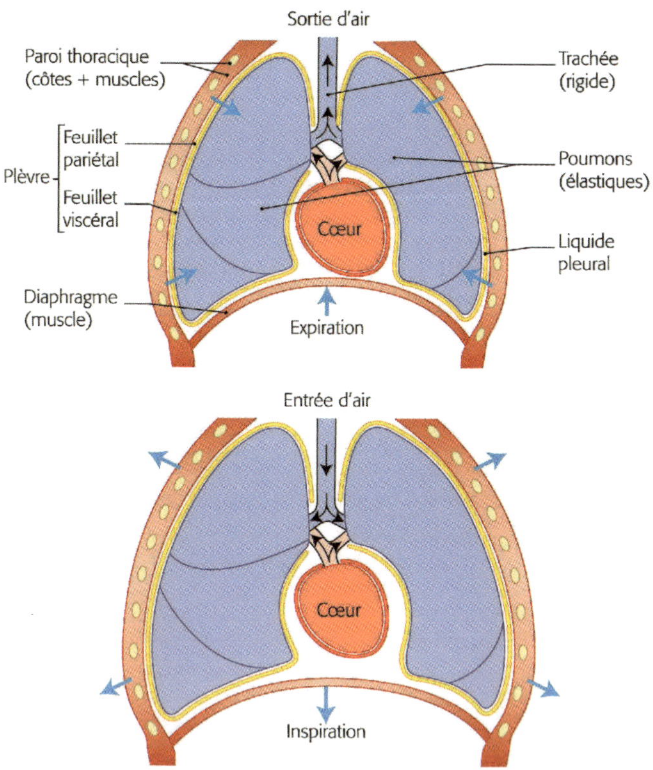

Quelques règles de physique :

À température constante, le produit :

P (pression gaz) X Volume occupé = **constant**

⇒ **Pour faire changer la pression, il faut faire varier les volumes !**

En diminuant le volume, la pression monte.

En augmentant le volume, la pression descend.

- Les gaz (ici l'air) se déplacent **des zones de haute pression vers les zones de basse pression.**

Les **muscles respiratoires**, en se contractant à l'inspiration (phénomène actif) et en se relâchant (phénomène passif) à l'expiration, provoquent des déformations des poumons, modifiant le volume et donc la pression interne.

Tableau : Bilan pression pulmonaire et mouvement d'air

INSPIRATION	EXPIRATION
VOLUME THORACIQUE ⇑	VOLUME THORACIQUE ⇓
PRESSION ALVEOLAIRE ⇓ Devient inférieure à la pression atmosphérique	PRESSION ALVEOLAIRE ⇑ Devient supérieure à la pression atmosphérique
L'AIR RENTRE DANS LES POUMONS	L'AIR SORT DES POUMONS

Les mesures de la respiration

Le **spiromètre** permet l'exploration fonctionnelle pulmonaire et d'en déduire les capacités pulmonaires.

- **Ventilation**

La **ventilation** (V') est le volume d'air inspiré ou expiré par minute.

V' = VCXF

Où VC est le volume courant (≈ 0,5 Litre)

Où F est la fréquence respiratoire (16 cycles par minute)

V' au repos est d'environ 6-8 L · min^{-1}.

- **Capacité vitale pulmonaire**

Correspond à la quantité d'air qui peut être expirée après une inspiration maximale (4,6 litres chez un homme, 3,1 litres chez une femme).

Spirométrie

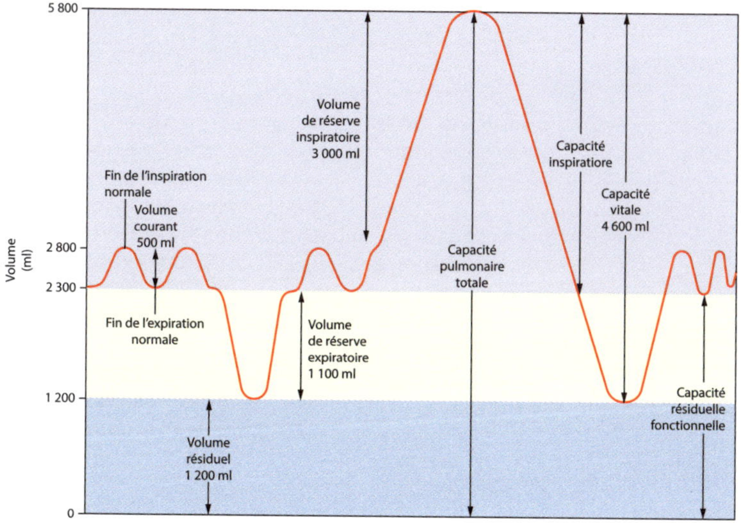

Capacité vitale, hypoventilation, hyperventilation

Une capacité pulmonaire vitale faible peut être le signe que les alvéoles sont endommagées à la suite de diverses maladies pulmonaires (emphysème).

La pression de l'O_2 et la pression du CO_2 doivent rester dans la norme dans le sang afin d'alimenter en oxygène et de bien éliminer le CO_2.

- Hypoventilation : une personne hypoventile si la respiration n'est pas suffisante pour maintenir ces normes.
- Hyperventilation : une personne hyperventile si la respiration est excessive entraînant une pression de CO_2 anormalement basse.

Remarque : la respiration accrue lors d'un effort n'est pas une hyperventilation, la respiration accrue est adaptée à un métabolisme accru et les gaz sanguins restent dans la norme.

2 Les échanges gazeux et transport des gaz

A. Les échanges gazeux

Les échanges gazeux respiratoires : l'O_2 contenu dans l'air inspiré passe dans le sang et le CO_2 provenant du corps passe du sang dans l'air alvéolaire. Ces échanges sont dus à des différences de pression des gaz dans l'air et dans le sang et non à un tri des poumons ; ils sont permis par la structure des poumons qui permet la diffusion. La **diffusion** est le passage à travers la membrane de la concentration en gaz la plus forte vers la concentration la plus faible jusqu'à égalisation des concentrations.

B. Le transport des gaz

▸ Transport de l'oxygène

L'**oxygène** qui est dans les alvéoles et qui diffuse dans le sang est **peu soluble** dans les liquides, la plus grande partie de l'oxygène va se lier à des molécules d'**hémoglobine** à l'intérieur des **hématies**.
L'hémoglobine est composée de 4 chaînes polypeptidiques et de 4 composants organiques appelés hème, contenant chacun un atome de fer qui peut lier une molécule d'O_2. L'hémoglobine qui ne fixe pas d'O_2 est appelée **désoxyglobine** et la forme qui fixe de l'O_2 est appelée **oxyhémoglobine**.

▸ Transport du dioxyde de carbone

Le CO_2 est transporté en partie dissout dans le plasma (7 %). Les 93 % restants sont pris en charge par l'hématie où il se fixe à la portion protéique de l'hémoglobine sous forme carbaminée et à d'autres protéines. Les 70 % restants sont transformés en ions hydrogénocarbonates (HCO_3^-). Cette réaction est catalysée par **l'anhydrase carbonique** dans les hématies. Ces ions au niveau des poumons redonnent du CO_2 et diffusent jusqu'à l'air alvéolaire.

Schéma des gradients de CO_2 et O_2 au niveau pulmonaire

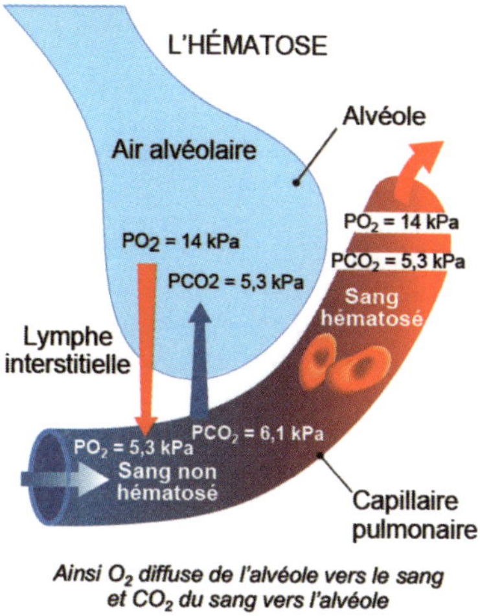

Schéma des gradients de CO_2 et O_2 au niveau tissulaire

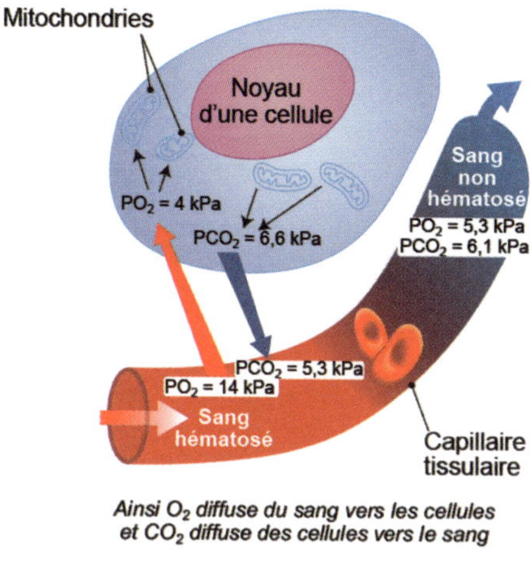

3 Le contrôle de la respiration

La respiration a pour but de maintenir constant le pH du sang en modulant les pressions en O_2 et CO_2 et la concentration en ions bicabonates (HCO_3^-).
Le CO2 est le facteur le plus contrôlé : une variation de PCO_2 de 40 à 46 mmHg entraîne une variation dans la ventilation de 10 à 60 cycles/minutes.

Valeurs normales :
- pH 7,4 +/- 0,05
- PO_2 = 100 +/- 10 mmHg
- PCO_2 = 40 +/- 5 mmHg
- HCO_3^- = 24 +/- 2 mmol/L

La respiration doit aussi maintenir constantes ces valeurs même si les besoins métaboliques augmentent (exercice), en altitude, et lorsque l'on doit s'adapter à des activités de relation (parler, chanter, rire...).
Cela implique des centres respiratoires responsables de la genèse du rythme respiratoire, d'un système effecteur (muscles respiratoires) et des récepteurs périphériques qui informent les centres respiratoires.

A. Centres respiratoires

Ils sont localisés dans le bulbe rachidien. Les axones localisés en région dorsale contrôlent le diaphragme en envoyant des potentiels d'action : ils sont responsables du rythme de base de la respiration. Les axones du second groupe se projettent sur les noyaux des motoneurones qui contrôlent les muscles intercostaux et abdominaux : ils interviendraient uniquement lorsque la ventilation doit augmenter, notamment au cours de l'exercice.

B. Contrôle de la respiration par la pression en CO_2

L'augmentation de la pression de CO_2 dans les artères est la principale cause de régulation de la respiration par des chémorécepteurs centraux et périphériques.

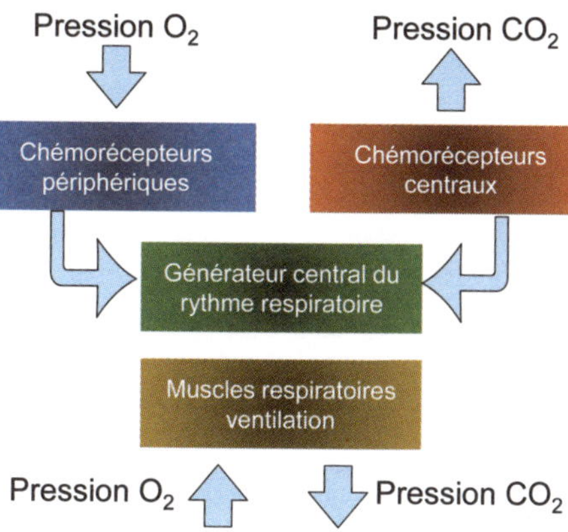

© FGM

Les **chémorécepteurs centraux** (de chaque côté du bulbe rachidien) et **périphériques** (sinus carotidiens, crosse de l'aorte) détectent la baisse de pH et stimulent les neurones inspiratoires du bulbe rachidien provoquant une hyperventilation alvéolaire et l'expulsion de CO_2 et inversement pour une faible pression de CO_2.

Remarque

La pression d'O_2 ne possède qu'un faible effet sur la ventilation des chimiorécepteurs périphériques.

C. De nombreux autres récepteurs régulent la ventilation

- **Récepteurs laryngo-trachéaux** : stimulés par le contact de particules inhalées, de gaz irritants ou de sécrétions bronchiques, ils induisent une toux et une constriction laryngée ou bronchique.
- **Récepteurs thoraciques** : stimulés lors des changements de position
- **Récepteurs des membres** : stimulés lors de l'exercice physique
- **Baro-récepteurs artériels** : une hypertension artérielle provoque une hypoventilation.
- **Récepteurs thermiques de la peau** : sont sensibles aux stimulations thermiques corporelles, une diminution de la température corporelle provoque une hyperpnée (augmentation de l'amplitude des mouvements respiratoires).

- **Récepteurs hormonaux** : la progestérone pendant la grossesse par exemple augmente la ventilation.

Acidose respiratoire

L'acidose respiratoire est un excès d'ions H^+, caractérisé par une augmentation de CO_2 transformé par réaction chimique $CO_2 + H_2O = H^+ + HCO_3^-$. Ces ions H^+ entraînent une baisse du pH sanguin. Ce pH sanguin plus acide que la normale devient alors pathologique (< 7,35). Lorsque la cause de l'hypoventilation est liée à une impossibilité quelconque d'hyperventiler, l'organisme va réguler son pH sanguin en augmentant sa concentration en ions H+ par compensation rénale.

Étiologie : insuffisance respiratoire (hypoventilation).

Signes cliniques :

- céphalée,
- *flapping tremor* : tremblement grossier des deux mains,
- confusion puis somnolence,
- convulsion et coma.

Alcalose respiratoire

L'alcalose respiratoire (rare) est un défaut d'ions H^+ dans le sang, caractérisé par une diminution de CO_2 par hyperventilation responsable d'une augmentation du pH : pH > 7,45.

MÉMO

12 Nutrition

Objectif : Comprendre la nutrition à l'échelle de l'organisme et de la cellule.

Le système digestif assure le transport et la transformation des aliments en nutriments qui seront assimilés par l'organisme.

1 Ration alimentaire

A. Les aliments

Les aliments sont contenus dans la ration alimentaire, qui représente en énergie 2 000 à 3 000 kCal/jour (varie en fonction de l'âge, du sexe et de l'activité).
Les aliments sont divisés en 7 groupes.

Les aliments bâtisseurs	Les aliments énergétiques	Les aliments protecteurs
Groupe 1 : Viande, poisson et œufs Groupe 2 : Produits laitiers	Groupe 3 : Céréales Groupe 4 : Matières grasses Groupe 5 : Produits sucrés	Groupe 6 : Fruits et légumes Groupe 7 : Boissons

B. Les nutriments

Les nutriments sont les produits de transformation des aliments assimilables par l'organisme. Il y a 7 catégories de nutriments :
1. Glucides,
2. Lipides,
3. Protéines,
4. Eau,
5. Sels minéraux (calcium, phosphore, magnésium),
6. Oligoéléments (Fer, Zinc, Cuivre, iode),
7. Vitamines (Vit. B1, B2, B3, B5, B6, B9, B12, vit. C, Vit. A, Vit. D, Vit. E et Vit. K).

Les nutriments peuvent avoir :
- un rôle énergétique (glucides, protéines, lipides),
- un rôle fonctionnel ou structural (eau, sels minéraux, oligoéléments et vitamines).

Il est conseillé de respecter les Apports Journaliers Recommandés (AJR) pour avoir un Indice de Masse Corporelle (IMC) de bonne santé.

Tableau : Apports Journaliers Recommandés

Pour un homme adulte	
Nutriments ayant un rôle énergétique	
PROTÉINES	75-85 g
LIPIDES	40-60 g
GLUCIDES	380-390 g
Nutriments ayant un rôle fonctionnel ou structural	
	VITAMINES
Vit. D	10 µg
Vit. A	900 µg
Vit. K	40 µg
Vit. E	12 µg
Vit. B1	1,4 mg
Vit. B2	1,6 mg
Vit. B3	16 mg
Vit. B9	350 mg
Vit. B12	3 µg
Vit. C	80 mg
	IONS
Calcium	900 mg
Phosphore	800 mg
Magnésium	350 mg
Fer	18 mg
Zinc	15 mg
Cuivre	2,5 mg
Iode	150 µg
	H_2O
	1,5 L à 3 L

Indice de Masse Corporelle (IMC)

Pour trouver le poids correspondant à la taille, il existe différentes formules.

Indice de la masse corporelle (IMC) : IMC = P (en kg)/T^2 (taille en m)

Ce rapport est de 22 pour un homme et de 20,8 pour une femme.
Pour un homme de 1 m 70, le poids idéal est de 63,6 kg.
Pour une femme de 1 m 60, le poids idéal est de 51,7 kg.
Des indices de 30 pour un homme et de 28,6 pour une femme sont des révélateurs d'obésité.

Lancé en janvier 2001, le Programme National Nutrition Santé (PNNS) a pour objectif l'amélioration de l'état de santé de la population en agissant sur l'un de ses déterminants majeurs : la nutrition.
Les 7 recommandations du PNNS sont :
Au moins 5 fruits et légumes par jour.
Des féculents à chaque repas selon l'appétit.
3 produits laitiers (lait, yaourt, fromage) par jour.
1 à 2 portions de viande, œufs et produits de la pêche par jour.
Limiter les matières grasses ajoutées, le sucre et le sel.
Eau à volonté.
Augmenter son activité physique.
En suivant ces règles simples, les recommandations pour les AJR sont respectées.
Des carences peuvent provoquer des pathologies importantes :
- carence en eau : déshydratation pouvant entraîner la mort,
- carence en vitamine C : scorbut (maladie des marins ne pouvant s'alimenter en légumes frais),
- carence en vitamine D : rachitisme.

2 L'appareil digestif

A. Anatomie de l'appareil digestif

L'appareil digestif est composé de différents organes ayant chacun un rôle bien spécifique à jouer dans la digestion des aliments :
- bouche,
- pharynx,
- œsophage,
- estomac,
- intestin grêle,
- gros intestin.

Y sont annexés des **glandes** :
- les glandes salivaires,
- le foie,
- le pancréas et la vésicule biliaire

Les sécrétions de ces glandes sont déversées dans le tube digestif. Les différentes parties de l'appareil digestif sont séparées par des **sphincters** et des **valvules** qui contrôlent le passage des aliments d'un compartiment à l'autre en évitant le reflux. **Les nutriments sont absorbés par les entérocytes** (cellules épithéliales de l'intestin). **Le tractus digestif est très vascularisé** facilitant le passage des nutriments de l'appareil digestif vers le sang pour ensuite alimenter les cellules présentes en périphérie.

Organes de l'appareil digestif chez l'homme

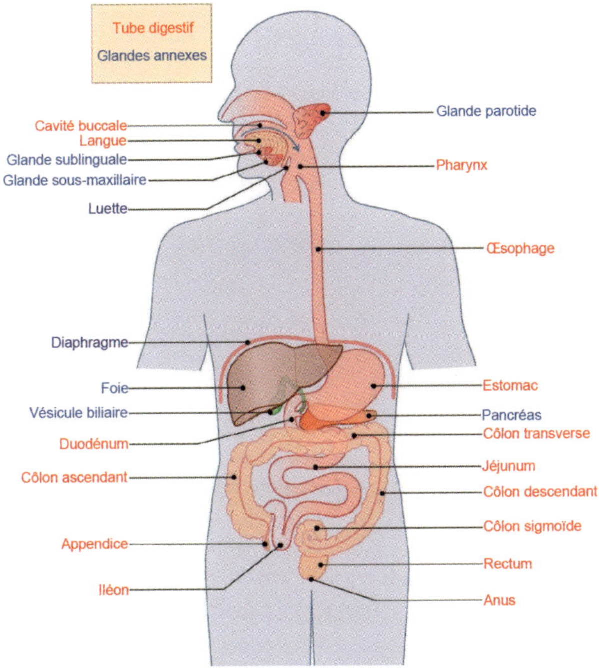

Reflux gastro-œsophagien (RGO) chez le nouveau-né

Plus de 30 % des nourrissons sont concernés par des problèmes de RGO à l'origine de régurgitations.

L'origine du RGO est multifactorielle mais parfois il s'agit du sphincter inférieur de l'œsophage (SIO). La contraction œsophagienne n'étant pas synchrone de la déglutition, le SIO se ferme et s'ouvre au mauvais moment. Le liquide remonte alors dans l'œsophage sans difficulté provoquant une œsophagite.

Reflux gastro-œsophagien

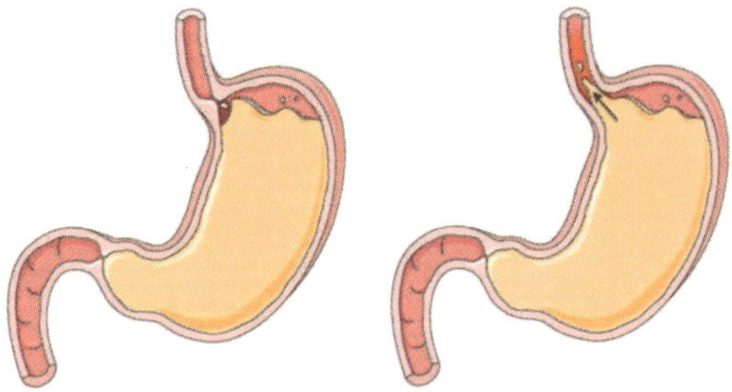

Entérocytes, capillaires sanguins et vaisseaux lymphatiques

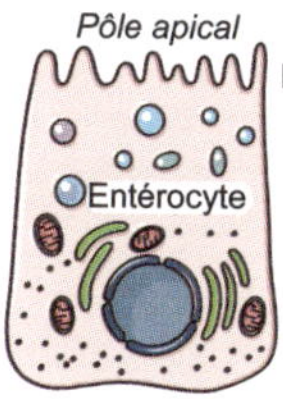

Entérocytes formant l'épithélium digestif, responsables de l'absorption intestinale

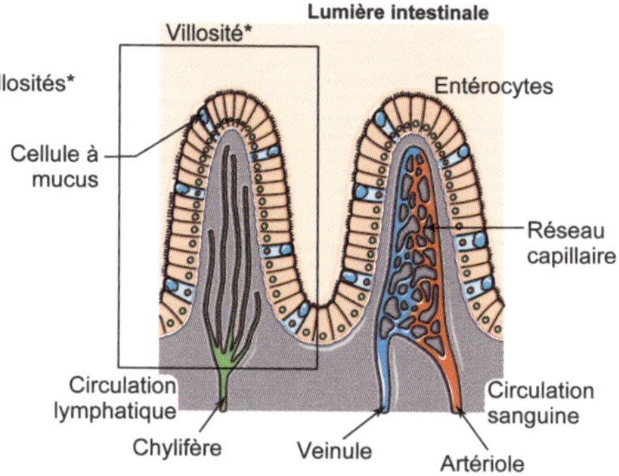

Capillaires sanguins et vaisseaux lymphatiques pénètrent dans la paroi du tube digestif jusqu'aux entérocytes

**Villosités et microvillosités permettent d'augmenter sensiblement la surface d'échange*

B. Suivi du bol alimentaire

Le bol alimentaire arrive tout d'abord dans la bouche, puis l'œsophage, l'estomac, l'intestin grêle (duodénum, Iléon, Jéjunum), le côlon, le rectum et l'anus.

Le **bol alimentaire** ingéré par la bouche, devient une bouillie crémeuse appelée **chyme** dans l'estomac, et devient dans l'intestin une fois imprégné des sécrétions intestinales : le **chyle**.

C. Fonctionnement de l'appareil digestif

Les processus digestifs se résument à 6 activités :

1. L'**ingestion** correspond à l'introduction de nourriture dans la bouche.
2. La **propulsion** correspond au déplacement de la nourriture dans le tube digestif par déglutition (processus volontaire) et péristaltisme (processus involontaire).
3. La **digestion mécanique** (mastication / pétrissage / segmentation) permet la préparation de la nourriture à la digestion chimique.
4. La **digestion chimique** est processus catabolique pour rendre les aliments utilisables par les cellules de l'organisme (estomac et intestin).
5. L'**absorption** correspond au passage des produits de la digestion du tube digestif à la circulation sanguine et lymphatique (intestin grêle).
6. La **défécation** est l'évacuation hors de l'organisme des substances non digestibles ou qui n'ont pas pu être absorbés (gros intestin, rectum, anus).

Schéma récapitulatif de la digestion

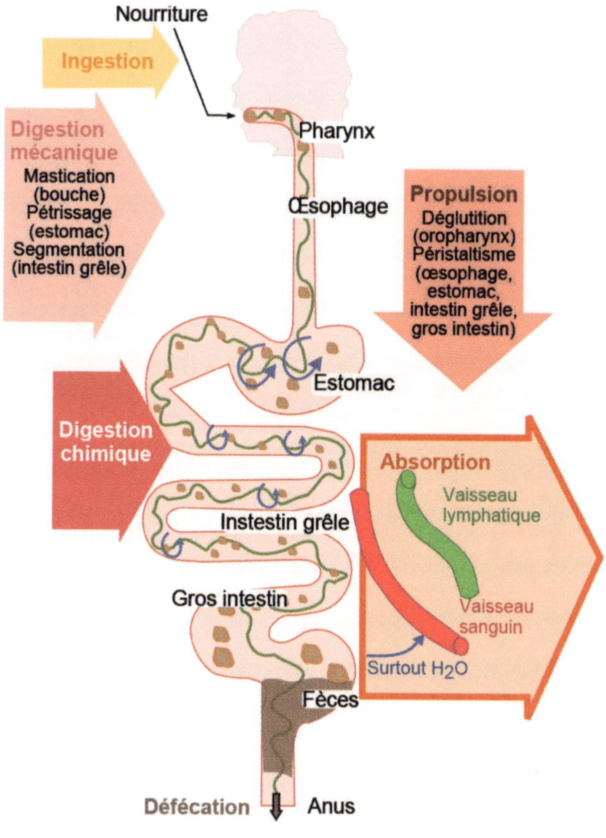

On distingue au sein de ces 6 activités des **phénomènes mécaniques et chimiques**.

Phénomènes mécaniques	
Mastication	Correspond au broyage par les dents. Les aliments mâchés imprégnés de salive forment le bol alimentaire. Rôle des dents dans la mastication : 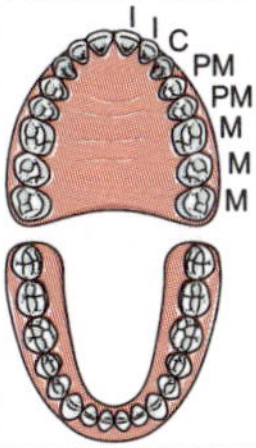 Incisives : coupent Canine : déchire Prémolaires : écrasent Molaires : broient Formule dentaire Homme adulte : 2 incisives, 1 canine, 2 prémolaires et 3 molaires. Cela fait 8 dents, par demi-mâchoire, et donc: 8x4 = 32 dents en tout.
Déglutition	Correspond à l'ensemble des mouvements qui font passer le bol alimentaire de la bouche à l'estomac. C'est un mécanisme réflexe déclenché par le contact des aliments sur l'arrière-gorge. Les voies aériennes sont fermées pendant cette étape. La luette bouche les fosses nasales, l'épiglotte s'abaisse pour fermer la trachée. Le bol alimentaire progresse le long de l'œsophage grâce aux mouvements péristaltiques.
Brassage énergique	Dans l'estomac, les aliments s'accumulent dans le corps de l'estomac. Ils y subissent un brassage énergique. L'ouverture de l'estomac ne se produit que lorsque le contenu atteint un certain degré d'acidité (20 minutes après le début du repas et dure 4 à 6 heures). L'absorption gastrique est faible mais peut concerner certains médicaments.
Transit intestinal	Le chyme imprégné des sécrétions intestinales devient le chyle. Correspond à la progression des aliments à l'intérieur du tube digestif jusqu'à l'anus. Sa durée est comprise entre 6 heures 30 minutes et 24 heures.
Défécation	Correspond à l'expulsion par l'anus des résidus de la digestion. C'est un phénomène réflexe.

Phénomènes chimiques	
Action de la salive	La sécrétion salivaire est augmentée au moment des repas. Les enzymes (amylases salivaires) participent à la digestion des glucides complexes en sucres simples.
Action du suc gastrique	Il contient du mucus, des enzymes protéolytiques et 2 à 3 % d'acide chlorhydrique (HCl). L'HCl participe à la destruction des microbes. Il provoque aussi l'activation des enzymes protéolytiques. La pompe H^+/K^+-ATP_{ase} ou pompe à protons assure l'échange d'un H^+ contre un ion K^+ à travers la membrane située côté luminal et est responsable de l'acidité du liquide gastrique en s'associant avec des ions Cl^- libérés eux aussi par la cellule pour former de l'acide chlorhydrique (plus de 2 L par jour !). Elle échange un ion K^+ contre un proton d'une manière électroneutre. L'énergie requise pour assurer cet échange est fournie par l'hydrolyse de l'ATP. Le principal stimulant de la pompe H^+/K^+-AT-P_{ase} est la prise d'aliments.

L'action du suc pancréatique	Il contient des enzymes qui attaquent les protéines (enzymes protéolytiques), les acides nucléiques (nucléases), les glucides (enzymes glycolytiques), les lipides (enzymes lipolytiques). La sécrétion pancréatique est déclenchée à l'arrivée du chyme dans le duodénum. Le pancréas produit également des ions bicarbonates qui s'ajoutent au suc pancréatique afin de neutraliser l'acidité du chyme gastrique.
Action de la bile	Elle est déversée dans l'intestin pendant la période digestive. Elle renferme des sels biliaires qui émulsionnent les lipides et participent à leur absorption intestinale.
Action des sucs intestinaux	Les intestins fabriquent des sucs contenant des enzymes qui attaquent les protéines, les glucides, les lipides. La digestion des aliments donne les nutriments. Le chyle met 4 heures pour atteindre le gros intestin.

L'absorption est le phénomène au cours duquel les **nutriments** passent dans le **sang** à travers la paroi intestinale. Ils sont, à ce moment précis, assimilables par l'organisme. Le sang distribuera ces nutriments aux différentes cellules du corps.

D. Régulation de la fonction de nutrition

L'**appétit** est contrôlé par l'hypothalamus qui reçoit des **stimuli externes** de type : odeur, vue, goût et des **stimuli internes** tels que la glycémie, une distension gastrique, des enzymes digestives, des acides gras libres ou des stimuli centraux (émotions, stress...). Les habitudes alimentaires jouent aussi cet effet.

La fonction de **sécrétion digestive** est sous contrôle d'hormones et sous contrôle neuronal et est déclenchable même en l'absence d'aliments (la vue, l'odeur de nourriture voire la simple pensée à des mets fait saliver).

La **sécrétion gastrique** est sous contrôle hormonal (**gastrine**) produite par l'estomac qui stimule la production d'HCl. Il y a beaucoup d'enjeux pharmaceutiques sur la régulation de la sécrétion gastrique car de nombreuses personnes souffrent en effet d'un excès d'acidité.

Les **sécrétions pancréatiques et biliaires** sont déclenchées par l'arrivée du chyle dans l'intestin grâce à deux hormones : la **sécrétine** et la **cholécystokinine**.

Le péristaltisme est une réponse réflexe à l'étirement de la paroi du tube digestif. Ce réflexe est présent de l'œsophage au rectum et se propage comme une onde. Cette activité est modulée par des messages nerveux, par des hormones (**gastrine et motiline**).

Objectif : Comprendre comment la circulation du sang circule à travers l'organisme et les liens entre le sang et la lymphe.

1 Présentation générale système circulatoire

Le système circulatoire est composé du **cœur**, qui joue le rôle d'une **pompe**, et des **vaisseaux sanguins**, qui jouent le rôle de conduits (ou de tuyaux). Ce système est indispensable pour :

- alimenter les cellules du corps en O_2 et les débarrasser de CO_2,
- véhiculer les éléments dissous dans le plasma à travers tout l'organisme et ainsi alimenter les cellules (nutriments, eau, sels minéraux...),
- transporter des messagers chimiques (hormones),
- défendre l'organisme contre les pathogènes,
- maintenir la température interne,
- cicatriser par l'intermédiaire des plaquettes.

C'est un **système clos**, le sang circule toujours dans les vaisseaux.
Les **artères permettent au sang de quitter le cœur**, la plus grosse artère est l'**aorte**, puis se divisent en vaisseaux de plus petite taille, les **artérioles**. Le sang contenu dans les artères est **chargé d'O_2**, il est **hématosé** (par convention, de couleur rouge sur les schémas). Quand le sang est expulsé du muscle cardiaque, la pression est forte.
Le sang **revient au cœur** en passant par des veinules puis des **veines**, la plus grosse veine est la **veine cave**. Le sang s'est **chargé en CO_2** dans les tissus, il est **non hématosé** (par convention, de couleur bleue sur les schémas). Le sang dans les veines doit remonter vers le cœur, la pression dans les veines est donc faible.
Les **capillaires** sont les vaisseaux les plus petits et **irriguent les extrémités**.

Vue générale de l'appareil circulatoire

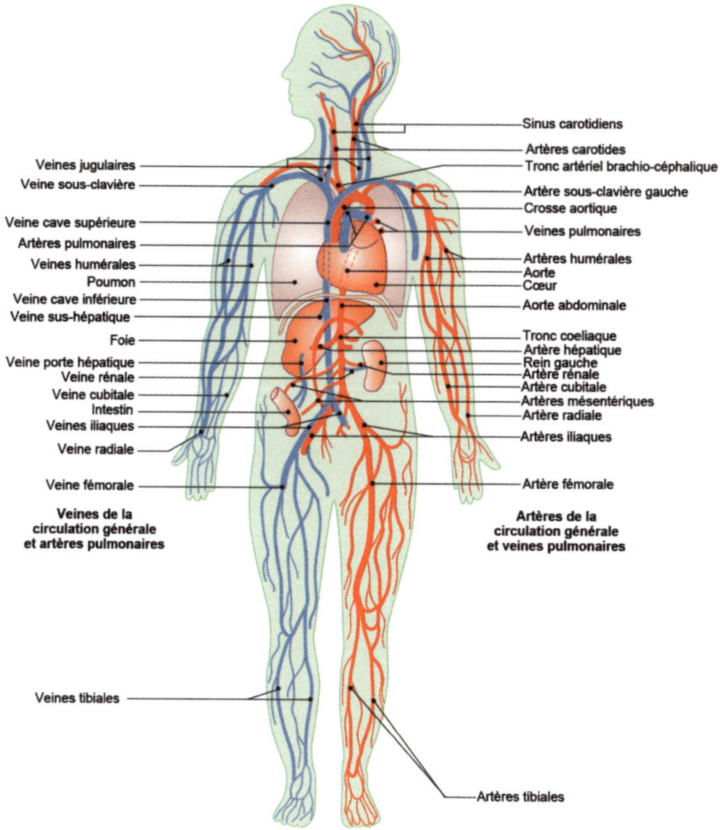

Quelques chiffres

- 100 000 km de vaisseaux dans le corps humain.
- Poids du cœur chez l'adulte environ 400 g.
- 5 à 6 litres de sang dans le corps d'un homme de 65 kg.
- Grosses artères : 7 à 25 mm / Grosses veines : 10 à 25 mm.
- 65 % du volume sanguin dans les veines.
- 12 % du volume sanguin dans les artères.
- 8 % du volume sanguin dans le cœur.
- pH du sang 7,3-7,4.
- Composition sang : 54 % de plasma, 45 % de globules rouges et 1 % de globules blancs et de plaquettes.
- Pour 1 lymphocyte, 600 érythrocytes (globules rouges).
- 4 millions d'érythrocytes par microlitre de sang.

A. Définitions

Sang

Le sang total est constitué d'un liquide biologique, le **plasma**, contenant toutes les **cellules sanguines**. Ces cellules sont les érythrocytes (globules rouges), les leucocytes (globules blancs) et les plaquettes. Le sang est donc un tissu liquide.

Plasma

Le plasma correspond à la **fraction liquide du sang (sans cellule)**, il peut être obtenu après **centrifugation** en présence d'un anticoagulant (sels d'héparine) et correspond au surnageant. Le plasma est riche en protéines et notamment il contient les anticorps.

Sérum

Le sérum correspond aussi à la **fraction liquide du sang (sans cellule) mais il est obtenu après coagulation du sang.**

B. Anatomie du cœur

C'est un muscle creux en forme de cône renversé constitué de trois tuniques :

- **péricarde**,
- **myocarde** et
- **endocarde**.

Ses battements sont involontaires. Il se subdivise en 4 cavités :

- en haut, les **oreillettes gauche et droite** (OG et OD),
- en bas, les **ventricules gauche et droit** (VG et VD).

Des valvules entre chaque OG, OD, VG et VD assurent que le sang ne reparte pas en arrière.

Coupe transversale du cœur au niveau des valvules

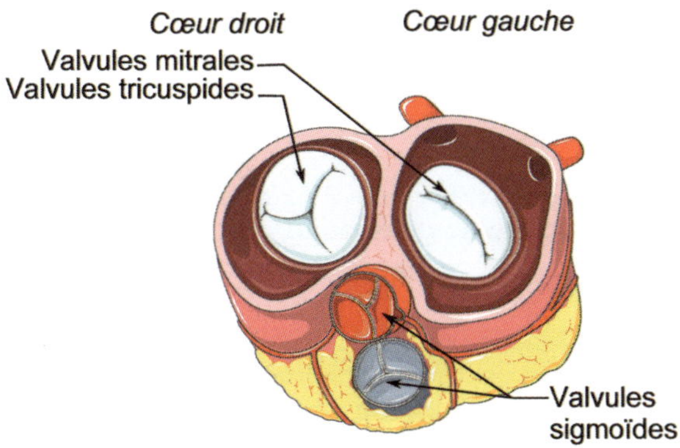

Le sang circule toujours d'une oreillette vers un ventricule. C'est le bruit de ces valves qui s'ouvrent et se referment que l'on entend en posant son oreille sur le cœur de quelqu'un.

Les émotions fortes ou l'exercice physique accélèrent la cadence du cœur puisque les organes concernés ont besoin de plus d'oxygène et donc de plus de sang. En moyenne, le cœur d'un homme bat à 72 pulsations par minute au repos et peut atteindre 200 pulsations par minute à l'effort. Le pouls désigne la perception au toucher de l'artère battante.

Préparation du plasma et du sérum

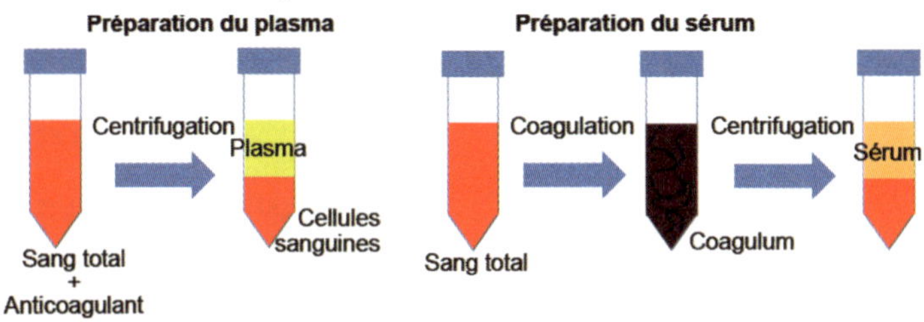

Coupe longitudinale du cœur

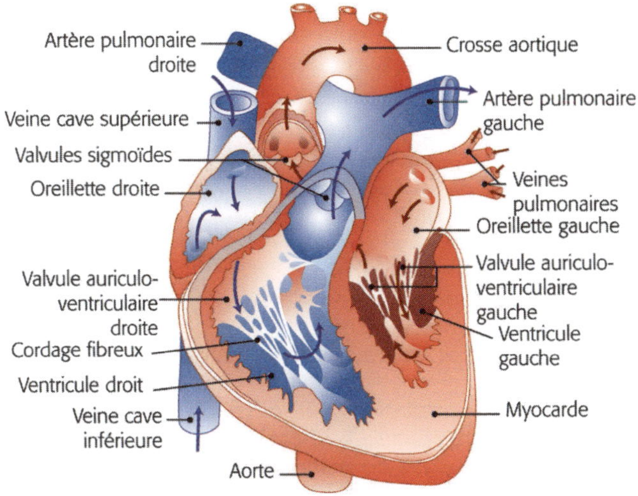

C. Circulation du sang dans l'organisme

Le sang oxygéné pénètre, *via* les veines pulmonaires, dans l'OG qui se contracte, puis il passe dans le VG qui se contracte à son tour. Là, le sang est expulsé dans l'organisme *via* l'aorte où les globules rouges livrent leur cargaison d'O_2 et de nutriments, et y récupère du CO_2.

Le sang revient vers le cœur *via* la **veine cave supérieure** et est aspiré par l'OD qui se contracte, le sang passe dans le VD qui se contracte à son tour. Là, le sang est expulsé vers les poumons où il se débarrasse du CO_2 et fait le plein d'O_2.

Il est à nouveau aspiré par l'OG et le cycle recommence sans fin. En moins d'une minute, notre sang fait un tour complet.

Électrocardiogramme ou ECG
- Enregistrement externe de l'activité cardiaque.
- Réalisé à l'aide d'électrodes disposées suivant le triangle d'Einthoven.

- Systole : c'est la phase de contraction du cœur où le sang est expulsé vers le système vasculaire. Diastole : période de relaxation cardiaque, le cœur se remplit.
- On enregistre un tracé sur papier, caractéristique, qui permet de dépister des anomalies du rythme cardiaque (bradycardie, tachycardie, arythmie, extrasystole, fibrillations).

Circulation pulmonaire et circulation systémique

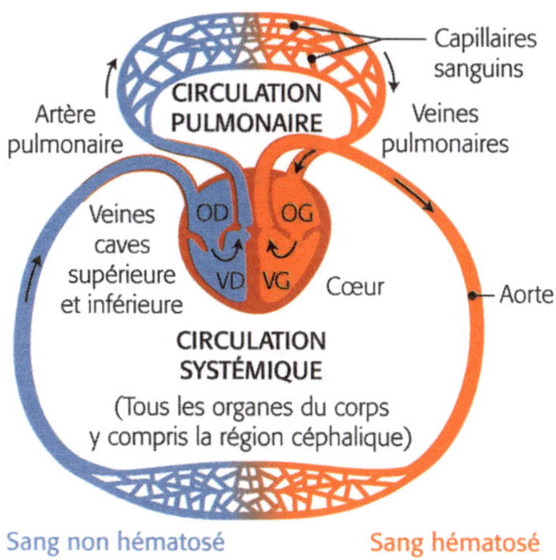

Circulation sanguine au niveau du cœur

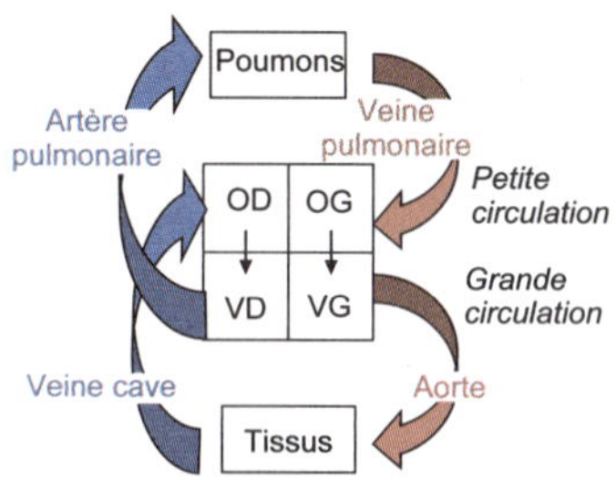

Le cycle cardiaque

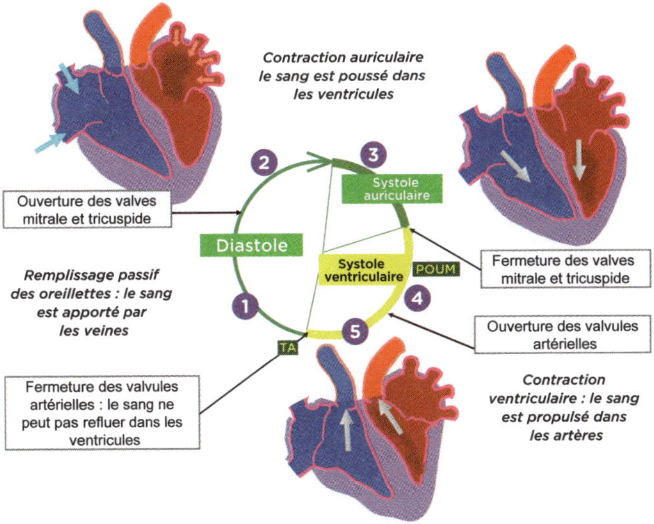

2 Le système vasculaire

A. Les artères

Une **artère** est constituée de plusieurs couches concentriques :

- l'**intima** au contact direct du sang,
- la **média**,
- l'**adventice**.

B. Les veines

Les **veines** contiennent en plus des **valvules** qui imposent le sens de circulation du sang (empêchant son reflux). Les veines sont constituées, comme les artères, de trois couches, de l'intérieur vers la partie la plus externe, l'intima, la média puis l'adventice.

C. Les capillaires

Les capillaires sont les plus petits vaisseaux sanguins du corps.
Ils sont connectés aux artères et aux veines, et **interagissent de près avec les tissus**.

Ils ne possèdent qu'une tunique interne : leur paroi n'est formée que de **cellules endothéliales**.

La minceur des parois en plus des interstices entre les cellules leur permet de fournir aux cellules les nutriments et l'O_2 et de capter les déchets et le CO_2.

Le **liquide interstitiel** remplit l'espace entre les capillaires sanguins et les cellules. Le surplus est drainé par les capillaires lymphatiques où il prend le nom de **lymphe** et est acheminé vers le cou où il est réintégré au sang par le canal thoracique.

Formation de la lymphe

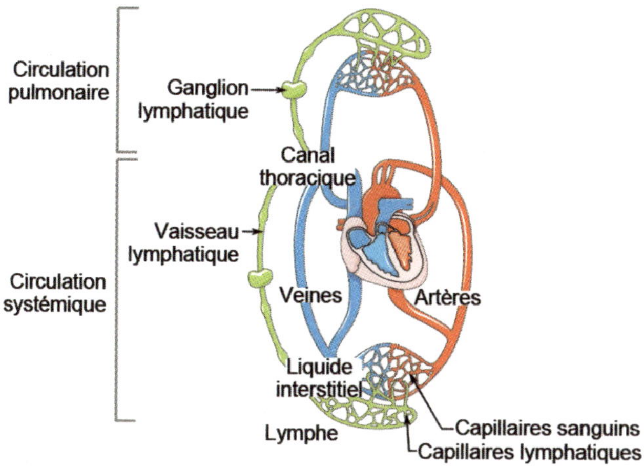

Schéma à des échelles différentes de différents vaisseaux

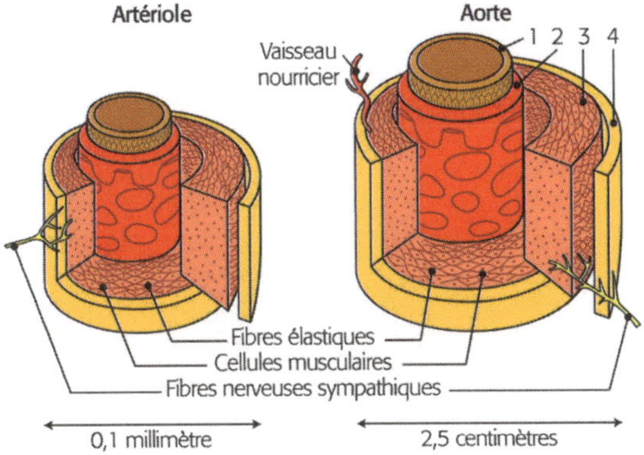

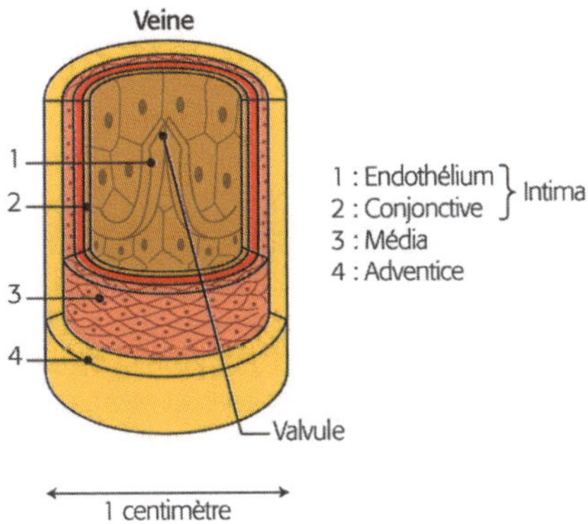

MÉMO

14 Fonction rénale

Objectif : Comprendre la production, la composition et la régulation de l'urine.

1 Organisation et anatomie

A. Organisation de l'appareil urogénital

Les 2 reins, organes aplatis en forme de haricots, sont localisés dans la partie haute de la région lombaire.

L'**urine** produite par les reins est conduite par deux uretères vers la vessie où elle est stockée en vue de la miction.

L'urine quitte la vessie par l'urètre.

Chez la femme, l'urètre est court et séparé des voies génitales.

Chez l'homme, l'urètre est commun aux voies génitales et urinaires, il se termine à l'extrémité de la verge par le méat urogénital.

B. Anatomie du rein

Au niveau macroscopique

- Morphologie externe

Le rein :

- mesure 12x6x3 cm et pèse environ 150 g,
- est entouré d'une capsule de collagène qui empêche les distensions,
- est encastré dans une masse de tissu adipeux,
- présente une fente longitudinale, appelée hile, par où entrent artère rénale et nerfs et par où sortent les veines, les vaisseaux lymphatiques et les uretères.

- Anatomie interne

Le rein comprend 3 parties :

- le cortex : il constitue la surface du rein. Composé des colonnes de Bertin qui séparent les pyramides de Malpighi et des pyramides de Ferrein séparant les pyramides de Malpighi de la surface du rein,

- la **medulla** : zone plus claire, composée de 8 à 12 pyramides de Malpighi séparées de colonnes. Au sommet interne de ces pyramides, il y a les papilles rénales qui produisent l'urine qui est récoltée au niveau du calice,
- le **bassinet** : correspond à la fusion des calices, qui permet la collecte de l'urine avant son évacuation par l'uretère.

Schéma de l'appareil urinaire chez l'homme

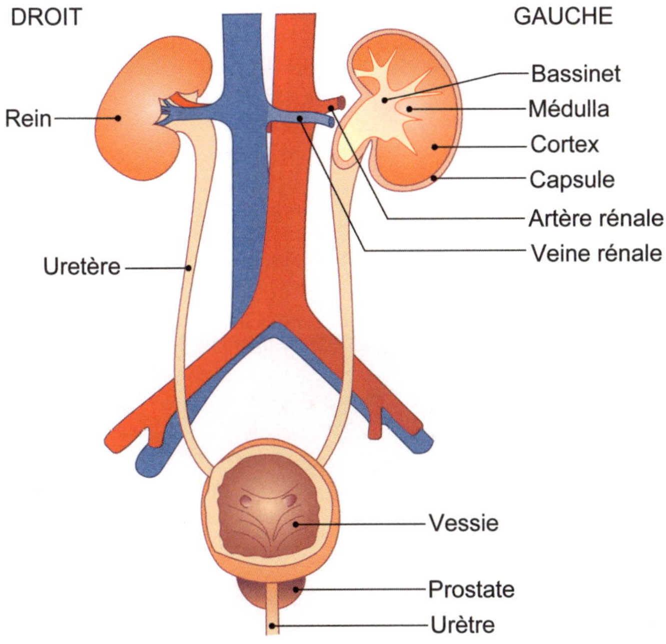

Coupe frontale d'un rein

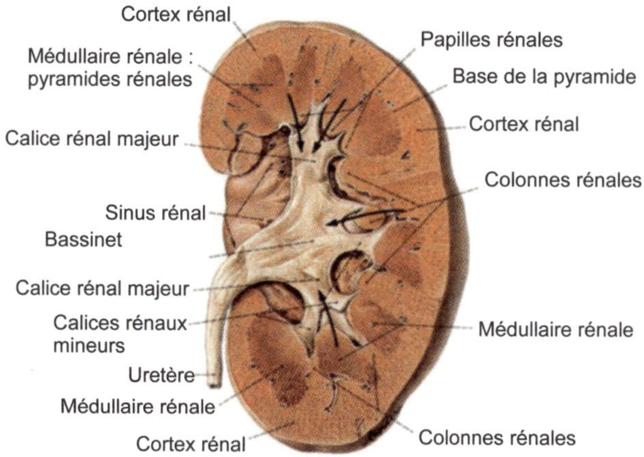

Au niveau microscopique

Le **néphron** unité fonctionnelle du rein. Chaque rein est constitué d'environ un million de néphrons.

Le néphron a pour fonction l'**ultrafiltration du sang**.

Il est composé :

- d'un **corpuscule de Malpighi** : site de l'ultrafiltration du sang, le sang arrive au niveau du glomérule, le plasma traverse une barrière de filtration. Le seuil de filtration est régulé par des cellules appelées podocytes qui produisent des pédicelles plus ou moins longs ;
- d'un **tube rénal**, dans lequel l'urine primitive progresse pour devenir urine définitive après sécrétion et réabsorption (eau, sels minéraux).

C. Le rôle des reins

Les reins ont 4 fonctions :

- ils **équilibrent les liquides du milieu intérieur**, à savoir l'équilibre hydrique de l'organisme, l'équilibre électrolytique (maintien de la composition ionique du plasma constante) et l'équilibre acido-basique (élimination de l'excès d'acide et réabsorption d'HCO3- pour maintenir le pH plasmatique) ;

- ils jouent le rôle de station d'épuration en filtrant le plasma et en excrétant dans l'urine des toxines du foie, des déchets métaboliques (urée, ions en excès) ;
- ils récupèrent les composants indispensables qu'ils ont filtrés pour les renvoyer dans le sang (pouvoir de sélection) ;
- ils jouent aussi un rôle endocrine : sécrétion EPO (érythropoïétine qui induit la synthèse des hématies), activation vitamine D en produisant du calcitriol (forme active de la vitamine D), sécrétion de rénine (intervient dans la régulation de la pression artérielle).

2 Fonctionnement du néphron

A. Le glomérule siège de l'ultrafiltration

La pression de filtration se fait dans le sens plasma vers urine primitive.

L'endothélium des capillaires du glomérule comporte des pores de 70 nm de diamètre. Les pédicelles présentent des fentes d'environ 25 nm de large. La résultante est le passage uniquement :
- de liquide (plasma),
- de molécules dont la taille est < 60kDa.

C'est pour cette raison que l'on parle d'ultrafiltration du plasma.

Albumine dans les urines
- L'albumine est une protéine majoritaire du plasma.
- La recherche d'albumine dans les urines est le signe d'une altération de la barrière rénale.

Détails de la circulation sanguine dans le dans le rein

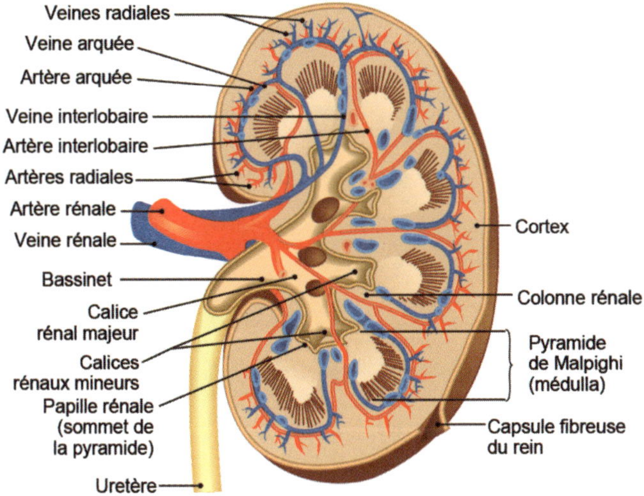

Anatomie du néphron

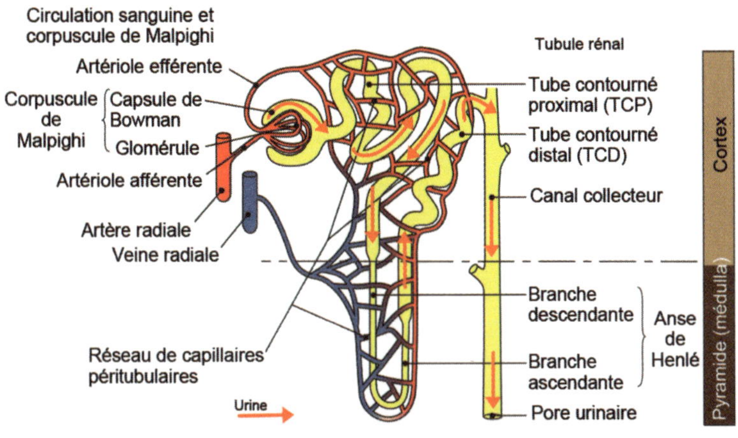

B. La réabsorption le long du tube rénal

La **réabsorption** a lieu le long du tube rénal à travers les cellules épithéliales ou entre les cellules épithéliales.

Le tube rénal est composé de 5 parties :

- TCP = **Tube Contourné Proximal**,
- TCD = **Tube Contourné Distal**,
- CC = **Canal Collecteur**,
- BDAH = Branche **Descendante** de l'Anse de Henlé (ou Anse du néphron),
- BAAH = Branche **Ascendante** de l'Anse de Henlé (ou Anse du néphron).

- Le TCP est le site majeur de la réabsorption (85 % de l'urine primitive) vers le plasma.

Le **glucose**, les **acides aminés** sont réabsorbés à 100 % au niveau du TCP, l'**eau** à 70 % et le **NaCl** à 60 % et le **HCO_3^-** à 85 % (permet le maintien du pH plasmatique).

À l'inverse, certains **médicaments** et l'**urée** (formée par le foie à partir d'ammoniac après dégradation de certains acides aminés) peuvent être absorbés, cela signifie qu'ils rentrent, au niveau du TCP pour être éliminés *via* l'urine.

- Ainsi au cours de son transit dans le tube rénal, l'urine évolue, les molécules importantes du sang sont conservées et les excédents en minéraux (NaCl) sont éliminés ainsi que les déchets du métabolisme comme l'urée.

L'**urine définitive** est déversée dans les **calices** et parvient au **bassinet** puis est transportée hors des reins par les **uretères** et amenée dans la **vessie** avant d'être excrétée par **miction** *via* l'**urètre** (soit environ une **diurèse** de 1,5 litre d'urine/24 heures). La miction est sous la dépendance du système nerveux et reste diurne, le volume par miction est d'environ 200 ml.

C. Régulation de la fonction rénale

La formation de l'urine dépend de 3 facteurs essentiels :

- la pression artérielle,
- les influences hormonales : l'**aldostérone** (influe sur la réabsorption de **sodium**), l'**ADH** (agit sur la réabsorption d'**eau**), la **PTH** (Hormone Parathyroïdienne, agit sur le rein en stimulant la réabsorption de **calcium**).
- le régime alimentaire et la consommation de boissons.

Fonctionnement de la barrière de filtration glomérulaire

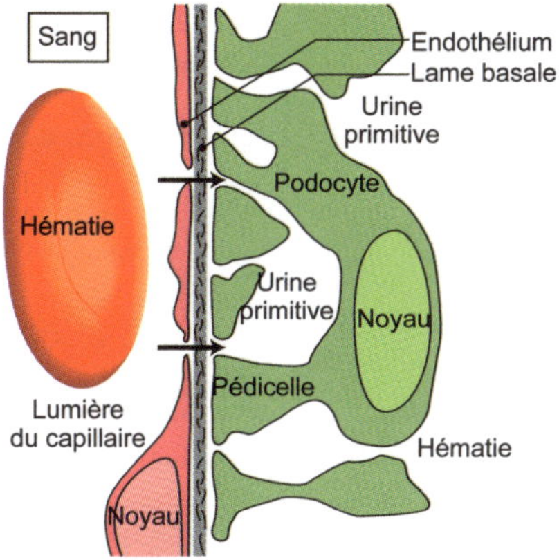

Résumé des fonctions d'absorption du néphron et de la régulation de la fonction rénale

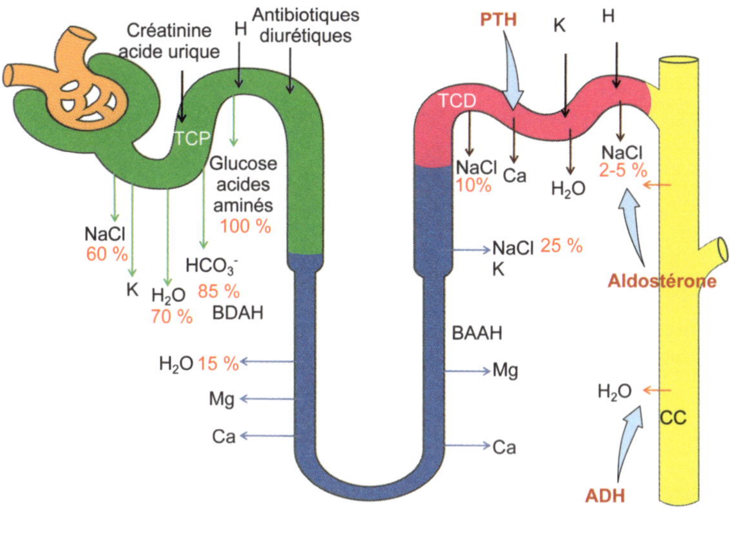

Objectif : Comprendre comment le système immunitaire assure l'intégrité du soi en prévenant les infections, en éradiquant les infections déclarées et en empêchant la prolifération des cellules tumorales.

1 Le système immunitaire

A. Organisation générale

Le **système immunitaire (SI)** comprend l'ensemble des tissus, cellules et des molécules qui concourent à opposer une résistance aux infections.

Les **organes du SI et tissus lymphoïdes** sont disséminés dans l'organisme. Pour augmenter les chances de rencontre entre les pathogènes et les cellules du SI, les cellules circulent dans ces organes *via* le **sang** et la **lymphe**.

Les cellules communiquent entre elles soit par contact direct soit à distance par le biais de molécules sécrétées : les **cytokines**.

La réaction coordonnée de ces cellules et molécules porte le nom de **réponse immunitaire**.

L'organisme dispose de deux systèmes de défense : **l'immunité innée** et **l'immunité adaptative**.

▸ L'immunité innée ou naturelle

Elle correspond à une réponse **constitutive** (présente dès la naissance) d'action **immédiate, non spécifique de l'agent pathogène**. Son activation constitue la **réponse inflammatoire**.

L'immunité innée fournit une réponse immédiate en attendant que l'immunité adaptative se mette en place (dans 9 cas sur 10 la réponse innée est suffisante pour éradiquer l'infection).

▸ L'immunité adaptative ou acquise

Elle est spécifique de l'antigène (structure d'un pathogène reconnu par le SI), elle apparaît plus tardivement (au bout de 4 jours). Les cellules de l'immunité adaptative sont les **lymphocytes B et T**. Ils sont respectivement responsables de **l'immunité humorale et cellulaire**. Chaque infection sera gardée en mémoire sous la forme de **lymphocytes dits mémoires**. L'immunité adaptative est donc, à l'inverse de l'immunité innée, spécifique à chaque individu (infections passées, vaccinations).

B. Les organes du système immunitaire

Les organes lymphoïdes primaires

Les organes lymphoïdes primaires (**moelle osseuse** et **thymus**) sont le **lieu de maturation des lymphocytes**. C'est dans la moelle osseuse que se réalise l'intégralité de la maturation et de la sélection des lymphocytes B.
Le thymus est le site de maturation et de sélection des lymphocytes T.

Les organes lymphoïdes secondaires

- Les **organes lymphoïdes secondaires** sont constitués des cellules issues des organes lymphoïdes primaires et sont le **lieu où se produisent les différentes coopérations cellulaires aboutissant à une réponse immunitaire spécifique**.
- Les organes lymphoïdes secondaires sont les suivants :
  - la **rate**, elle joue le rôle de filtre pour le sang ;
  - les **ganglions**, ils forment des chaînes ganglionnaires et sont reliés entre eux par les vaisseaux lymphatiques. Ils sont dispersés dans tout l'organisme, jouant le rôle de sentinelle. Ils contiennent la lymphe qui provient des tissus et piègent ainsi les antigènes tissulaires. La lymphe, qui contient les lymphocytes activés, sort du ganglion par un canal efférent et l'ensemble de la lymphe est collecté par le canal thoracique puis se déverse dans la veine cave afin que les cellules immunitaires activées rejoignent *via* le sang les tissus contenant l'antigène ;
  - le **système immunitaire muqueux**, il regroupe sous le nom de **MALT** (*Mucosae associated Lymphoid Tissue*) les tissus associés aux muqueuses.

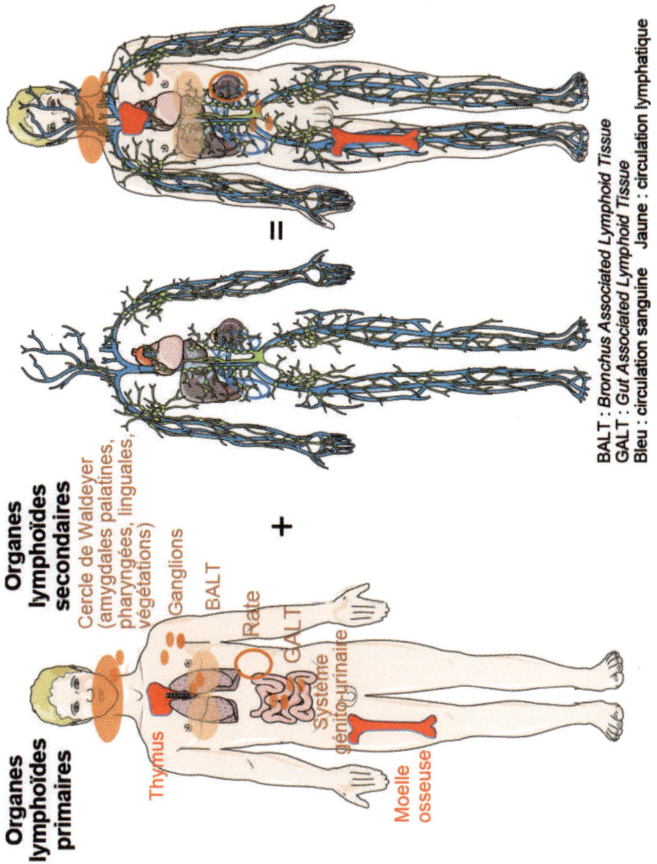
Organes lymphoïdes primaires
Thymus
Moelle osseuse
Organes lymphoïdes secondaires
Cercle de Waldeyer (amygdales palatines, pharyngées, linguales, végétations)
Ganglions
BALT
Rate
GALT
Système génito-urinaire
+
=
BALT : *Bronchus Associated Lymphoid Tissue*
GALT : *Gut Associated Lymphoid Tissue*
Bleu : circulation sanguine   Jaune : circulation lymphatique

Les cellules du système immunitaire

L'essentiel des cellules de l'immunité innée et adaptative provient de cellules souches hématopoïétiques (CSH) dont les cellules-filles s'engagent dans différentes voies de différenciation (hématopoïèse). La moelle osseuse est l'organe de différenciation des cellules sanguines.

Hématopoïèse et cellules du SI

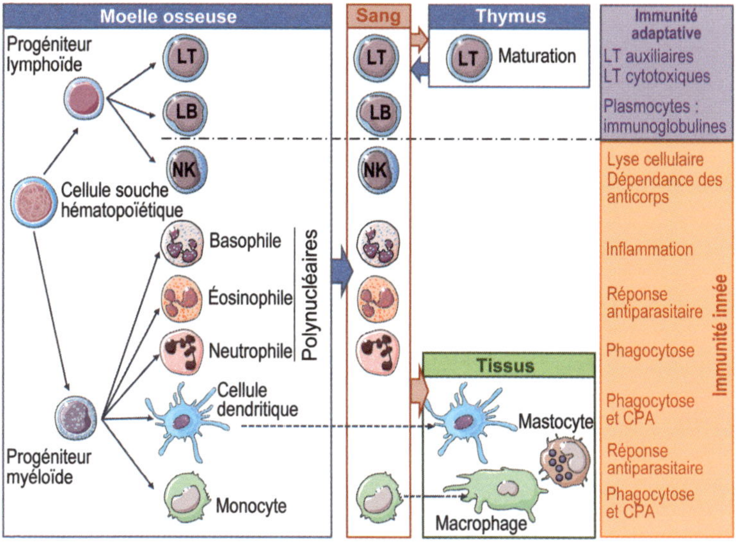

- Les cellules souches hématopoïtétiques donnent naissance :
- aux globules rouges et aux plaquettes,
- à des cellules souches lymphoïdes (progéniteur lymphoïde) qui donnent naissance aux lymphocytes B, T et aux cellules NK (Natural Killer),
- à des cellules souches myéloïdes (progéniteur myéloïde) qui donnent naissance aux neutrophiles, éosinophiles, basophiles ainsi qu'aux monocytes qui peuvent se différencier en macrophage ou en cellules dendritiques.

Cellules de la lignée lymphoïde

	Rôles principaux
Lymphocytes T	Reconnaissent les antigènes présentés par une cellule présentatrice d'antigène. Se différencient en Lymphocytes CD4+ (lymphocytes dits auxiliaires) ou en lymphocytes CD8+ (lymphocytes cytotoxiques).
Lymphocytes B	Reconnaissent les antigènes natifs. Se différencient en plasmocytes qui produisent des anticorps (reconnaissent les antigènes et permettent leur élimination).
NK (Natural Killer)	Reconnaissent et lysent les cellules tumorales ou infectées par des virus.

Cellules de la lignée myéloïde

	Rôles principaux
Neutrophiles	Nombreux dans la circulation, entrent dans les tissus. Rôle majeur dans la phagocytose. Activateurs de la réponse inflammatoire. Produisent des bactéricides et sont vasoactifs.
Eosinophiles	Nombreux dans les tissus. Défense vis-à-vis des parasites. Impliqués dans les réactions d'hypersensibilité.
Basophiles	Sécrétions acides, cytotoxiques, pro-inflammatoires
Monocytes/ macrophages	Monocytes : circulent dans le sang et adhèrent aux vaisseaux avant d'entrer dans les tissus et de se différencier en macrophages. Macrophages tissulaires : toujours phagocytaires, leur nom dépend du tissu (cellules de Küpfer dans le foie, ostéoclaste dans l'os, etc.)
Cellules dendritiques	Ce sont des cellules présentatrices d'antigènes capables d'activer les lymphocytes T et B. Elles captent les antigènes dans les tissus et les amènent dans les ganglions lymphatiques sous-jacents.

Numération Formule Sanguine (NFS)

La NFS permet, à partir d'un prélèvement de sang, de doser :

- les **hématies** 4,5 à 5,5 millions / mm³ → détection maladie hématologique
- l'**hémoglobine** 14-18 g/100 ml chez l'homme (12-16 g chez la femme) → anémie
- l'**hématocrite** 40-52 % chez l'homme, 37 à 46 % chez la femme
- les **plaquettes** 150 000 à 450 000 / mm³ → surveillance coagulation et risque hémorragiques
- les **leucocytes** (globules blancs) 4 000 à 10 000 / mm³

- 50 à 70 % *neutrophiles* (augmentation → infection bactérienne, syndrome inflammatoire ; diminution → certaines infections virales, prise de médicaments...)
- 1 à 3 % *éosinophiles* (augmentation → parasitose, allergie...)
- 0,2 à 0,5 % *basophiles* (augmentation → maladies hématologiques...)
- 2 à 6 % *monocytes*
- 25 à 33 % lymphocytes (diminution → traitement corticoïdes, infection par le VIH...)

2 Immunité non spécifique

Il s'agit de la première ligne de protection contre les agents pathogènes.

Elle inclut :

- **les barrières cutanées et les barrières mucosales** qui sont efficaces contre l'entrée des pathogènes :
- **l'acidité de l'estomac et la transpiration** permettent aussi de tuer certaines bactéries ingérées ou sur la peau ;
- les **lysozymes**, les **défensines** contenues dans la salive, les larmes, les sécrétions mucosales permettent d'attaquer la paroi de certaines bactéries.
- **des mécanismes humoraux** :
- le système du complément ;
- les protéines de la phase aiguë de l'inflammation (protéine C, protéines du complément).
- **des mécanismes cellulaires** :
- la phagocytose par les neutrophiles et les macrophages
- la lyse par les cellules NK des cellules infectées par certains virus et des cellules tumorales.

Son activation constitue la **réponse inflammatoire**.

Les macrophages et les cellules dendritiques qui phagocytent (donc dégradent) ces bactéries vont aussi présenter des fragments de ces antigènes à la surface de leur membrane plasmique sur des molécules du **CMH (Complexe Majeur d'Histocompatibilité)**. Ces cellules vont jouer le rôle de **cellules présentatrices d'antigènes** (CPA) et **font le lien entre la réponse immune innée et la réponse adaptative.**

La barrière mucosale : cils et mucus de l'épithélium respiratoire

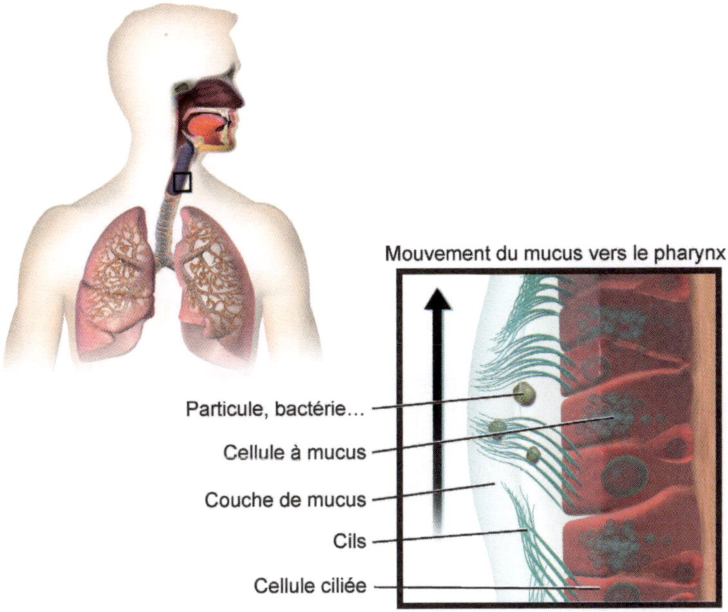

La réaction inflammatoire : infection bactérienne provoquée par une piqure d'aiguille

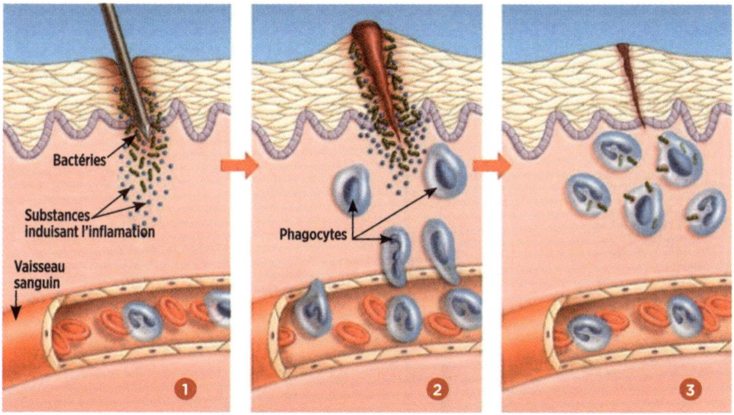

(1) Lésion cutanée, pénétration des bactéries et libération locale de médiateurs chimiques inflammatoires. (2) Les leucocytes protecteurs pénètrent dans la région par diapédèse. (3) L'élimination repose principalement sur la phagocytose des bactéries et des cellules mortes réalisée par les leucocytes. Cette étape est suivie d'une réparation tissulaire et d'une guérison.

3 Immunité spécifique

Après avoir capturé des antigènes, les **cellules dendritiques** migrent des tissus vers les ganglions lymphatiques et vont **présenter les antigènes aux lymphocytes**.

A. Cas de l'activation des lymphocytes T $CD8^+$

Ces cellules dendritiques vont alors délivrer aux lymphocytes T $CD8^+$ (= lymphocytes T cytotoxiques) les signaux **d'activation/différenciation** (transformation des lymphocytes T $CD8^+$ naïfs en lymphocytes $TCD8^+$ effecteurs), des signaux de **prolifération** (multiplication du lymphocyte spécifique du pathogène donné) qui leur sont nécessaires. Ces Lymphocytes $CD8^+$ activés exerceront une **activité cytotoxique** (lyse) sur les cellules infectées.

Cas de l'activation des lymphocytes T CD8+

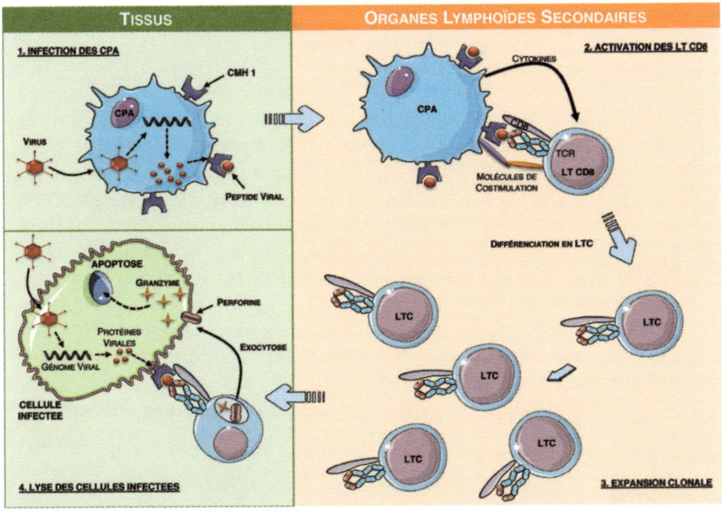

B. Cas de l'activation des lymphocytes T CD4+ et de l'activation des Lymphocytes B

Ces lymphocytes B activés se différencient soit en **plasmocytes** à longue durée de vie sécréteurs d'anticorps (plus de 10^5 anticorps par seconde !) soit en **lymphocytes B mémoires**.

Cas de l'activation des lymphocytes T CD4$^+$ et des lymphocytes B

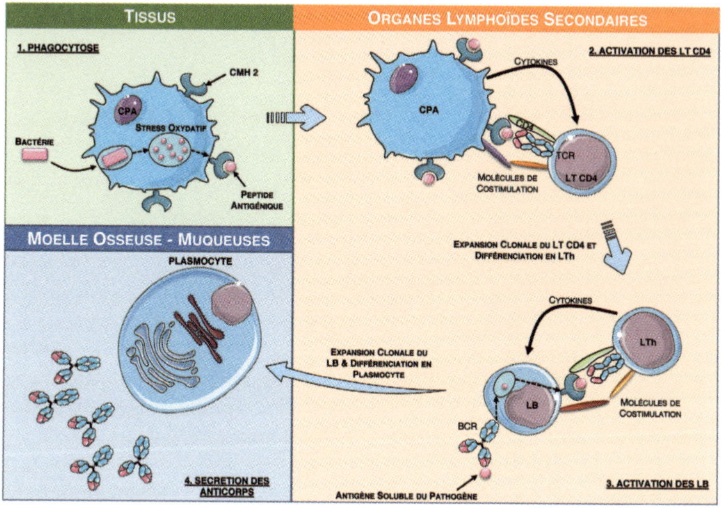

(1) Les cellules présentatrices d'antigènes (macrophages ou cellules dendritiques) au sein des organes lymphoïdes secondaires, **activent des lymphocytes T CD4$^+$.** Les antigènes protéiques (**2**) présents eux aussi dans les organes lymphoïdes secondaires suite au drainage du tissu ou du sang sont capturés par le **BCR** (récepteur à la surface des lymphocytes B), ils sont apprêtés et présentés sous la forme de peptides membranaire dans les sillons de présentation des molécules **CMH de classe II** qu'expriment les lymphocytes B à leur surface (**3**). Le lymphocyte B joue le rôle d'une cellule présentatrice d'antigènes pour ce lymphocyte T CD4$^+$ préalablement activé T. Au cours de cette étroite interaction, le lymphocyte B reçoit de la part du lymphocyte T des signaux nécessaires à sa prolifération et sa maturation (**4**).

Fonction effectrice des anticorps

Fonction effectrice portée par la partie qui reconnaît l'antigène :
- neutralisation de toxines bactériennes,
- inhibition de l'adhésion bactérienne aux surfaces cellulaires,
- blocage de l'infectiosité des virus.

Fonction effectrice portée par la partie constante :
- transport des anticorps (passage des anticorps du lait maternel de la lumière du tube digestif vers la circulation sanguine),
- activation de la phagocytose par liaison de l'opsonine du complément.

La mémoire immunitaire

La mémoire immunologique est une caractéristique fondamentale et spécifique de l'immunité adaptative. Lors d'un premier contact antigénique, l'organisme développe une réponse primaire. Les lymphocytes T et B possédant des récepteurs spécifiques de l'antigène (TCR/BCR) prolifèrent et génèrent des cellules qui garderont la « mémoire » de cette rencontre, on parle de lymphocytes T et B mémoires.

Ceci permettra à ces cellules mémoire de mieux réagir lors d'un nouveau contact antigénique, en développant une réponse secondaire plus rapide, plus intense et plus efficace que la réponse primaire.

MÉMO

16 Cycles de la vie et grandes fonctions

Objectif : Comprendre la croissance et la maturation après la vie intra-utérine, ainsi que le déclin des fonctions de l'organisme.

1 Les différentes périodes de la vie et l'évolution des fonctions

Plusieurs périodes de la vie ont été identifiées. La capacité fonctionnelle croît de manière rapide jusqu'à l'âge adulte et après avoir atteint une valeur maximale entre dans une phase lente de déclin. On distingue au cours de la vie 5 périodes ou temps biologiques :

Période 1	Stades embryonnaire et fœtal qui permettent la formation des tissus, des organes et des systèmes
Période 2	Adaptation à la vie extra-utérine
Période 3	Croissance et développement (naissance à jeune adulte)
Période 4	Maintien du niveau des fonctions le plus élevé possible (jeune adulte et adulte)
Période 5	Sauvegarde des capacités face au déclin des capacités fonctionnelles

Prématuré				Début de la vie : croissance et développement
Nouveau-né	> 1 mois			
Nourrisson	1 à 24 mois			
Enfant	2 à 17 ans	Petite enfance	2 à 6 ans	
		Enfance moyenne	6 à 12 ans	
		Adolescence	12 à 17 ans	
Adulte	18 à 64 ans	Jeune adulte	18 à 24 ans	Âge adulte : Maintenir le niveau de fonction le plus élevé possible
		Adulte	25 à 44 ans	
		Adulte « âgé »	45 à 64 ans	
Personne âgée	65 à +100 ans	Personne « âgée » jeune	65 à 74 ans	Vieillesse : sauvegarder et prévenir les incapacités
		Personne « âgée »	75 à 84 ans	
		Personne âgée « âgée »	85 à 99 ans	
		Personne âgée « très âgée »	+ 100	

2 La période de croissance et de maturation des grandes fonctions

Au cours de cette période, on observe un développement par croissance (quantitatif) et une maturation (qualitatif) des grandes fonctions.

Appareil	Modifications
Appareil locomoteur	• Croissance staturale liée à la croissance des squelettes axial et appendiculaire. • Évaluée par la détermination de l'IMC = masse (kg)/taille2(m). • Elle s'effectue au niveau du cartilage de croissance localisé entre la diaphyse et chacune des deux épiphyses. L'ossification du cartilage de croissance à la puberté provoque l'arrêt de la croissance. • Augmentation du contrôle postural et du mouvement.
Appareil respiratoire	• Position et taille du pharynx • Augmentation de la rigidité de la cage thoracique et de la puissance des muscles respiratoires • Remplacement de l'hémoglobine fœtale par la forme adulte qui devient majoritaire à 3 mois et identique à l'adulte dès 6 mois. • Diminution de la fréquence respiratoire
Appareil cardio-vasculaire	• Diminution de la fréquence cardiaque avec le temps • Augmentation de la constance du volume d'éjection systolique durant l'enfance et du débit cardiaque
Appareil digestif	• Éruption puis chute des dents temporaires • Augmentation des fonctions hépatiques • Amélioration des fonctions d'absorption
Appareil urinaire	• Augmentation de la filtration glomérulaire et de la capacité à concentrer l'urine
Système immunitaire	• Fin de maturation du système immunitaire vers 8-10 ans
Système nerveux	• Myélinisation des fibres nerveuses et croissance en masse durant les deux premières années. À 7 ans, le SNC est à 95 % des dimensions et de l'organisation qu'il présentera à l'âge adulte

3 La période de déclin des fonctions de l'organisme

Le vieillissement est programmé génétiquement mais est aussi fortement influencé par les habitudes de vie. Ce processus diminue les capacités fonctionnelles au niveau de la plupart des grandes fonctions physiologiques. Le vieillissement se distingue clairement des maladies même si l'incidence et la fréquence des maladies augmentent fortement avec l'âge.

Appareil	Modifications
Appareil locomoteur	• Diminution de la masse maigre et de la force musculaire • Rétraction capsulo-ligamentaire • Diminution de la densité minérale osseuse • Amincissement du cartilage et de ses propriétés mécaniques
Appareil respiratoire	• Augmentation de la rigidité de la cage thoracique • Diminution de l'élasticité pulmonaire • Diminution de la masse musculaire des muscles respiratoires • Diminution de la surface alvéolaire • → Diminution de la capacité vitale fonctionnelle de 75 % de 20 à 70 ans.
Appareil cardio-vasculaire	• Augmentation de la masse myocardique • Diminution du tissu nodal • Fibrose au niveau du myocarde et des valvules • Rigidification des artères
Appareil digestif	• Modifications liées aux altérations des systèmes de contrôles nerveux et hormonaux : • Troubles de la déglutition • Diminution des sécrétions gastriques • Hypochloridrie gastrique • Diminution du péristaltisme et donc du transit • Modifications de l'appareil bucco-dentaire • Diminution de la masse et du débit hépatique
Appareil urinaire	• Atrophie corticale des reins • Oblitération des capillaires glomérulaires et sclérose des glomérules superficiels • Réduction de la filtration glomérulaire
Système immunitaire	• Diminution des réponses immunitaires à médiation cellulaire
Système nerveux	• Diminutions du poids et du volume • Diminution du nombre de neurones • Altération de la transmission synaptique • Diminution de la quantité de certains neurotransmetteurs • Altération du métabolisme des neurotransmetteurs • Accumulation de lipofuscine • Dégénérescence neurofibrillaire qui modifie le transport des nutriments • Démyélinisation des fibres nerveuses • Atteinte de microcirculation cérébrale • Réduction de la sensibilité des récepteurs à la soif et modifications du métabolisme de l'arginine vasopressine, qui expliquent la diminution de la sensation de soif.

17 Glycémie

Objectif : Connaître l'anatomie du tégument et son fonctionnement.

1 Utilisation du glucose

Le glucose est un élément énergétique obligatoire, sa dégradation (catabolisme) fournit de l'énergie sous forme d'ATP.

Certains tissus sont totalement gluco-dépendants :

1. le cerveau
2. la rétine,
3. l'épithélium des gonades,
4. les hématies.

On recommande 50-55 % de sucres dans la ration alimentaire (contre 25-30 % de lipides et 15 % de protides).

La régulation de la glycémie met en jeu le **système hormonal**, ainsi que plusieurs organes (**foie** et **pancréas** principalement).

Définition

La glycémie correspond à la concentration plasmatique en glucose. Elle est comprise entre 4,5 et 6,5 mmol/L ou $0,8^{-1}$ g/L.

La **glycémie** est une **variable** (elle peut atteindre 8 mmol/L après un repas, on parle **d'hyperglycémie**) régulée par **voie hormonale**.

Après un repas (période post-prandiale ou état absorptif), l'insuline domine, c'est l'hormone de la phase alimentaire, elle entraîne la **glycogénogenèse**.

À jeun, le glucagon domine, c'est **l'hormone du jeûne**, il entraîne la **glycogénolyse**.

2 Métabolisme du glucose

Le métabolisme du glucose est schématisé.

A. Glycolyse

BUT = Utiliser le glucose comme substrat énergétique.

Elle transforme le **glucose** (sucre à 6 carbones, $C_6H_{12}O_6$) en **acides pyruviques** et permet de fabriquer de l'ATP *(adénosine triphosphate, stocke l'énergie nécessaire à certaines réactions de synthèse).*
Les molécules d'acide pyruvique seront par la suite transformées soit par le **cycle de Krebs** (**aérobiose**), soit par **fermentation** (**anaérobiose**).
Bilan respiration cellulaire aérobie :
$C_6H_{12}O_6 + 6O_2 + \approx 32ADP + \approx 32Pi \Rightarrow 6CO_2 + 6H2O + \approx 32ATP$
L'O_2 est extrait de l'air par la ventilation pulmonaire.

B. Néoglucogenèse ou gluconéogenèse

BUT = Maintenir le taux constant de glucose quand les réserves de glycogène sont épuisées.
Voie métabolique anabolique qui se produit en permanence avec une intensité variable en fonction des apports alimentaires.
C'est l'inverse de la glycolyse mais avec des voies différentes. C'est la **synthèse de glucose** à partir de précurseurs non-glucidiques.

C. La glycogénogenèse

BUT = Mise en réserve du glucose issu d'une alimentation riche en glucides. Permet d'éviter l'accumulation de glucose dans le sang (hyperglycémie).
C'est la voie métabolique qui permet dans le foie et le muscle **la synthèse de glycogène à partir du glucose.**
Voie stimulée par l'insuline et inhibée par le glucagon.

D. La glycogénolyse

BUT = Mobiliser les réserves de glycogène pour maintenir la glycémie constante.
C'est l'inverse de la glycogénogenèse. La glycogénolyse est **la production de glucose dans le foie**, puis libéré dans la circulation, **à partir de l'hydrolyse du glycogène**.
Elle est stimulée par le glucagon au niveau du foie et l'adrénaline au niveau du muscle et est inhibée par l'insuline.

Schéma du métabolisme du glucose

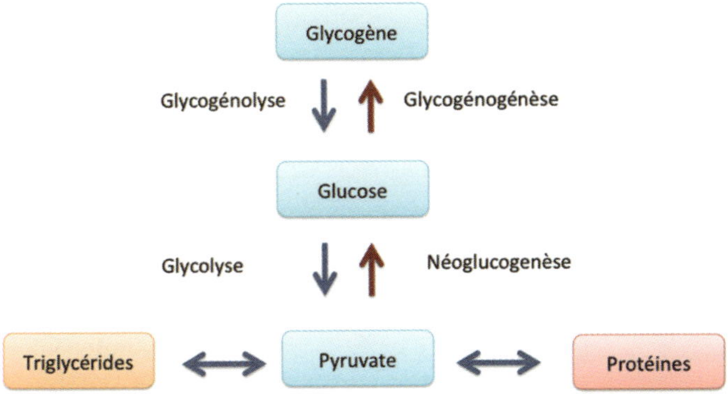

3 Régulation de la glycémie

A. Hormones régulatrices pancréatiques

Les **hormones pancréatiques** jouent un rôle prépondérant :

- **l'insuline, a une action hypoglycémiante (diminue le taux de glucose sanguin)**, elle est produite par les cellules β du pancréas,
- **le glucagon a une action hyperglycémiante (augmente le taux de glucose sanguin)**, il est produit par les cellules α du pancréas.

Effet de la glycémie sur la sécrétion des hormones pancréatiques

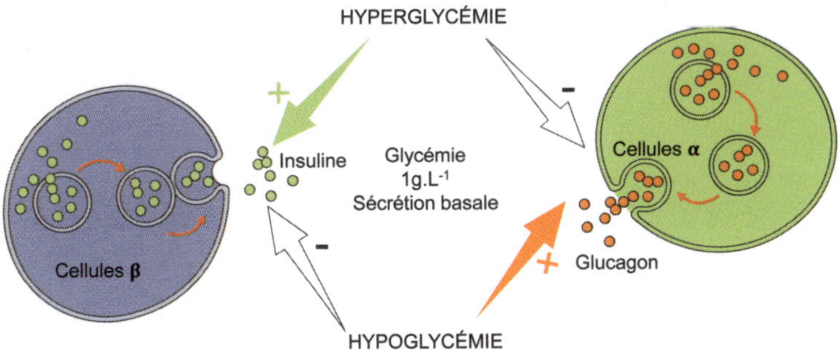

Schéma de la régulation de la glycémie

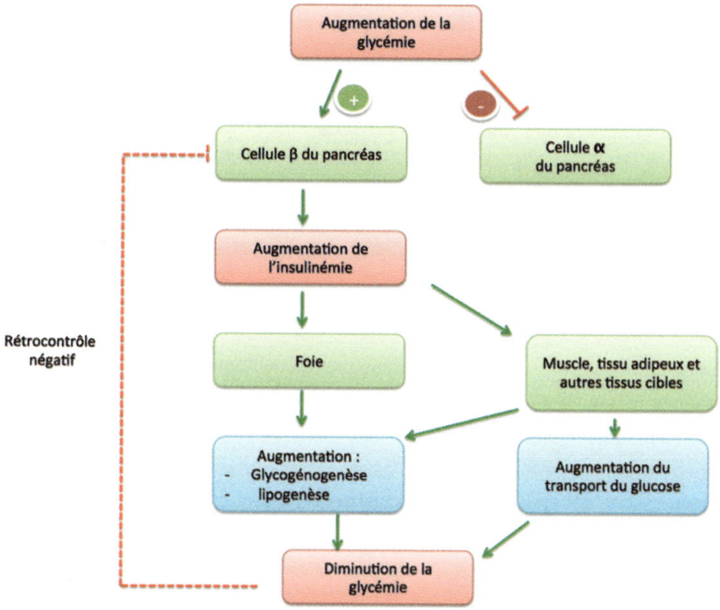

B. Régulation lors de l'augmentation de la glycémie

Lors de **la période post-prandiale**, on observe une **augmentation de la glycémie** qui provoque la **libération d'insuline** favorisant le métabolisme du glucose dans les cellules.

L'augmentation de la glycémie provoque :
↑ glycogénogenèse hépatique
↓ glycogénolyse
↑ lipogenèse
↓ synthèse corps cétoniques
Favorise la synthèse nette de glycogène

Schéma du métabolisme du glucose en période post-prandiale

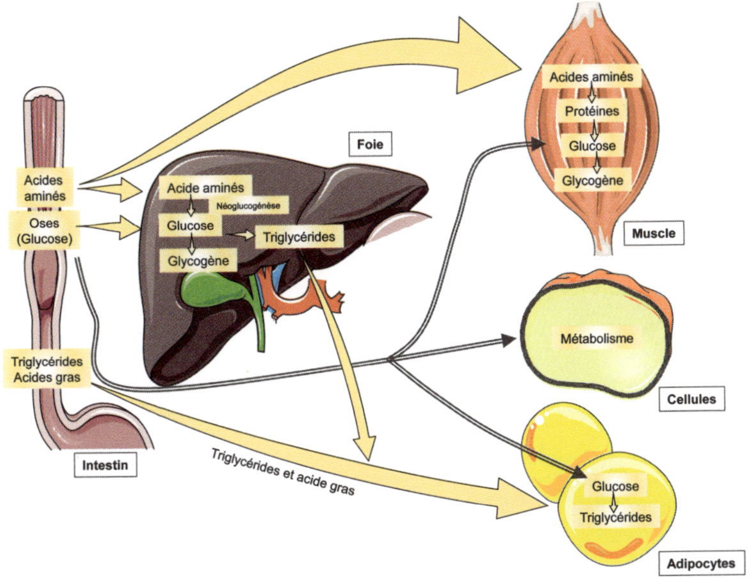

C. Régulation lors de la diminution de la glycémie

Lors du **jeûne**, on observe une diminution de la glycémie qui provoque la libération de **glucagon** produit par les cellules α du pancréas qui **empêche l'hypoglycémie**.

La diminution de la glycémie provoque :
↓ glycogénogenèse hépatique
↑ glycogénolyse
↑ la néoglucogenèse
Favorise la dégradation du glycogène et la libération de glucose

Schéma du métabolisme du glucose lors du jeûne

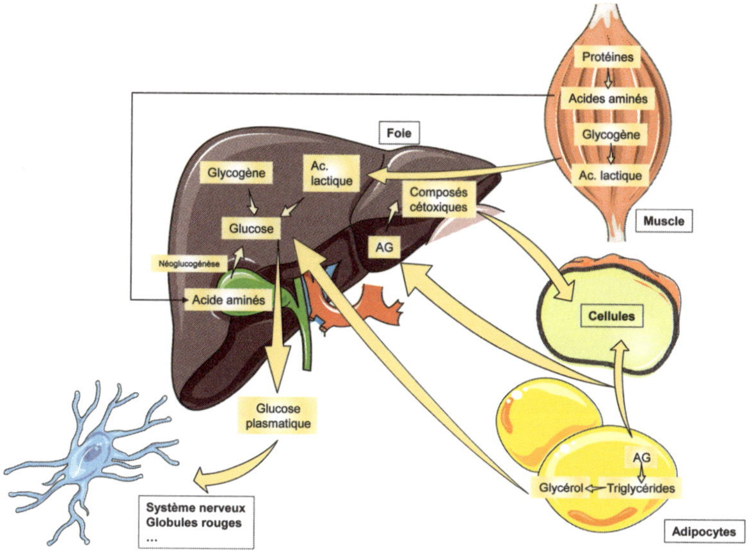

4 Diabète

- 221 millions de personnes sont diabétiques dans le monde.
- Il existe différentes formes de diabète :
  - diabète de type I : insulino-dépendant car il correspond à une destruction par des autoanticorps des cellules β du pancréas, les hyperglycémies ne sont plus régulées (15 % diabétiques).
  - diabète de type II : non-insulino dépendant, les principaux facteurs étiologiques sont la suralimentation et l'inactivité (85 % des diabétiques).
  - diabète gestationnel.

Afin de savoir si le diabète est équilibré, on peut doser l'hémoglobine glyquée qui reflète la glycémie sur 3 mois. Sa valeur normale se situe entre 4 à 6 % de l'hémoglobine totale. Elle permet de surveiller l'équilibre glycémique des patients diabétiques et, ainsi, d'évaluer et d'adapter leurs traitements anti-diabétiques.

Un haut taux de glucose sanguin peut provoquer une détérioration précoce des nerfs et des vaisseaux sanguins et entraîner des complications :

- dans le cas des complications macrovasculaires, l'irrigation du muscle cardiaque est fortement réduite entraînant des complications cardio-vasculaires (risque élevé chez les diabétiques),
- dans le cas des complications microvasculaires, l'irrigation par les petits vaisseaux des yeux et des reins est altérée pouvant aller jusqu'à la cécité (**rétinopathie diabétique**) ou à une insuffisance rénale (**néphropathie diabétique**).

Sites d'injection et de résorption d'insuline

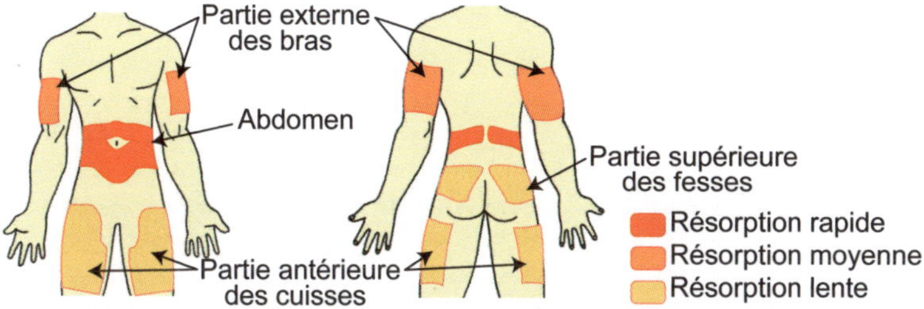

MÉMO

18 Thermorégulation

Objectif : Comprendre le maintien d'une température constante face aux variations thermiques du milieu extérieur.

1 Échanges thermiques

A. L'homme un endotherme homéothermique qui régule sa température

L'homme doit garder sa température centrale à peu près constante entre 36,1 et 37,8 °C.

La température s'écarte de ces valeurs lors de :
- maladies qui engendrent de la fièvre ;
- de l'exercice musculaire ;
- ou selon les conditions environnementales.

Les tissus ayant un métabolisme produisent de la chaleur (viscères, cavités thoraco-abdominale, crâniennes, cœur, foie, poumons, tube digestif, muscles proximaux...).

La chaleur produite par l'ensemble de ces viscères constitue le noyau ou core. De ce noyau se développe un gradient thermique jusqu'à la périphérie, l'enveloppe ou écorce.

B. Les mécanismes de transfert, de production et de lyse de chaleur

L'homme au repos libère de la chaleur (thermolyse) par :
- radiation/rayonnements : 67 % des pertes se font par le rayonnement infrarouge,
- conduction : 2 % des pertes par contact avec des objets froids (habits, l'air, etc.),
- convection : 11 % des pertes par déplacement du sang vers la périphérie (peau), la vasodilatation permet d'augmenter la déperdition de chaleur au niveau de la peau par une augmentation du débit sanguin,
- évaporation : 27 % des pertes par transformation de la sueur liquide à l'état gazeux ce qui consomme de l'énergie et libère de la

chaleur (1 litre de sueur = 580 kCal). L'hygrométrie ambiante est importante, dans un milieu saturé en eau l'évaporation se fait mal.

Le métabolisme cellulaire est le principal producteur de chaleur (thermogenèse), au repos l'organisme produit 1,5 kCal/min, à l'exercice la production de chaleur peut atteindre 15 kCal/min car la contraction musculaire produit de la chaleur.

Le frisson thermique produit aussi de la chaleur (contractions des muscles horripilateurs).

Le froid entraîne une augmentation de la sécrétion des glandes thyroïdiennes augmentant le métabolisme de base.

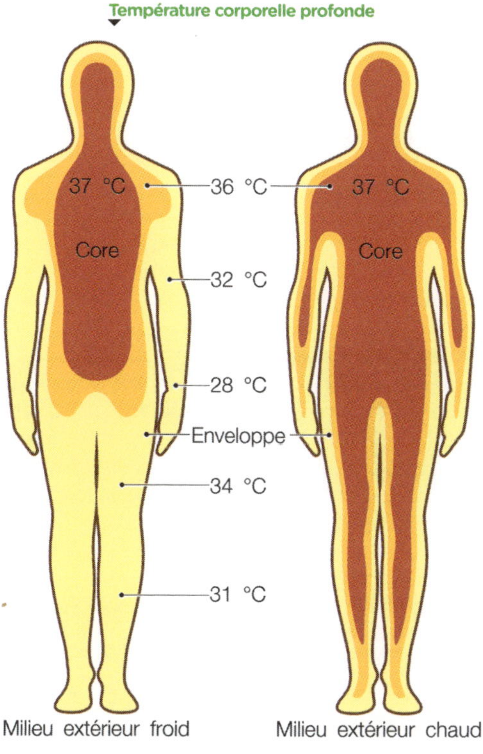

2 La thermorégulation

La température centrale est d'environ 37 °C, à l'exercice elle peut monter à 40 °C.

Des températures supérieures à 40 °C peuvent perturber le système nerveux (hallucinations, épilepsies), provoquer des troubles cardio-vasculaires (tachycardie...), d'où l'intérêt de suivre la température.

Les thermorécepteurs sont localisés :

- au niveau de la **peau** pour les **récepteurs périphériques** : les voies afférentes remontent les informations vers **l'hypothalamus** (joue le rôle de thermostat) mais aussi vers le **cortex** et déclenche des **mécanismes de régulation**,
- au niveau de **l'hypothalamus** pour les **récepteurs centraux** : ils enregistrent la température du sang circulant, les voies efférentes conduisent l'information jusqu'aux différents effecteurs, il s'agit du SN sympathique et du SN somatique.

Rappels des mécanismes régulateurs de la température

- **Thermolyse** (ou diminution de la chaleur) :
- comportement (se dévêtir, par ex.),
- sudation,
- vasodilatation des vaisseaux sanguins cutanés.

Thermogenèse (ou conservation de chaleur) :

- thermogénèse avec ou sans frisson,
- vasocontriction des vaisseaux cutanés,
- comportement (se couvrir, par ex.).

Fièvre

- La fièvre est une modification du point de consigne du thermostat.
- Lors du déclenchement de la réponse inflammatoire, il y a production de prostaglandines (PGE-2).
- PGE-2 diminue l'activité des neurones augmentant la thermogenèse et diminuant la thermolyse.

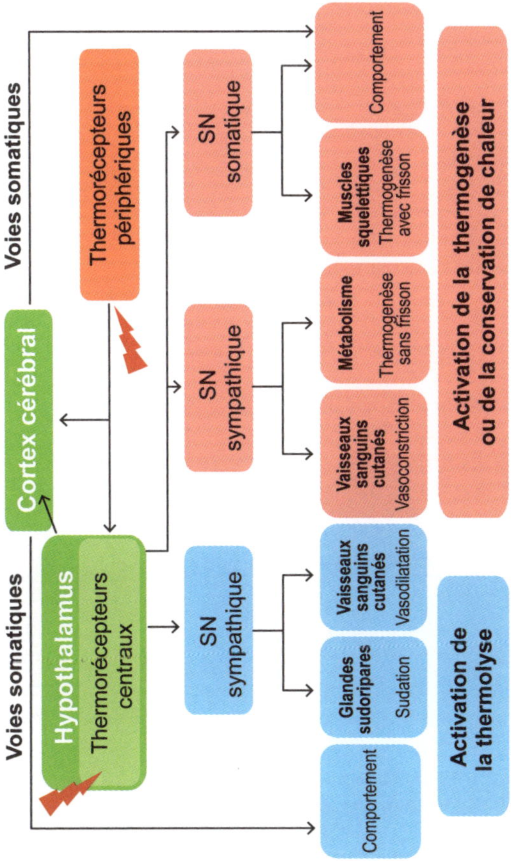
Voies somatiques
Voies somatiques
Cortex cérébral
Hypothalamus
Thermorécepteurs centraux
Thermorécepteurs périphériques
SN sympathique
SN sympathique
SN somatique
Comportement
Glandes sudoripares
Sudation
Vaisseaux sanguins cutanés
Vasodilatation
Vaisseaux sanguins cutanés
Vasoconstriction
Métabolisme
Thermogenèse sans frisson
Muscles squelettiques
Thermogenèse avec frisson
Comportement
Activation de la thermolyse
Activation de la thermogenèse ou de la conservation de chaleur

MÉMO

19 Pression artérielle

Objectif : Comprendre comment les variations de pression artérielle sont régulées par des informations nerveuses.

1 Les paramètres contrôlant la pression artérielle

La **pression artérielle moyenne (PAM)** est la pression du sang dans le réseau cardiovasculaire. Elle dépend du **débit cardiaque (DC)** et de la résistance vasculaire (**résistance périphérique totale : RPT**) :

PAM = DC X RPT
Au repos elle est voisine de 100 mmHg (millimètre mercure)

Fonction

la PAM assure l'écoulement du sang du cœur vers la périphérie pour assurer une circulation efficace, donc des apports adaptés en O_2 et nutriments aux tissus.

Donc la PAM est une **variable** circulatoire régulée, elle passe par deux valeurs extrêmes :

- valeur maximale : correspond à l'éjection ventriculaire (systole),
- valeur minimale : correspond à la diastole.

La formule de la PAM nous indique que plus le **DC augmente** (quantité de sang éjecté par min.) et plus la **PAM augmente**. Le DC dépend de la fréquence cardiaque (FC = battements par min.) et du **volume d'éjection systolique** (Vs en L/battement).

DC = FC X VS
FC = Fréquence cardiaque
Vs = Volume éjection systolique
DC adulte au repos = 5 L/min.
DC adulte en activité = 30 L/min.

Cependant, elle est le plus souvent **maintenue autour d'une valeur de référence**, cela implique une **boucle de régulation**.

Remarque

Enfants/personnes âgées/femmes ont une FC supérieure pour compenser un volume d'éjection plus faible.

2 Régulation de la pression artérielle : un ménage à 3

L'objectif est de comprendre **comment la pression artérielle est régulée.**

A. Rôle des capteurs = barorécepteurs et des nerfs de Héring et de Cyon

Les barorécepteurs sont situés dans la paroi des artères. Ils mesurent en permanence la PA dans les artères (détectent les **hypotensions** et **hypertensions**).

Ils réagissent à la distension de la paroi provoquée par la pression du sang éjecté du ventricule gauche à chaque systole.

Les **barorécepteurs des sinus carotidiens** sont en relation avec des terminaisons nerveuses nommées **Nerf de Héring**, les **barorécepteurs aortiques** sont en relation avec le **nerf de Cyon**.

Les **barorécepteurs** créent des **messages nerveux** qui circulent dans ces **nerfs**.

Ils émettent davantage de signaux nerveux lorsque la PA augmente. À l'inverse, lorsque la PA diminue, les barorécepteurs sont moins stimulés et créent moins de signaux nerveux que quand la PA est normale.

Liens entre nerfs de Cyon et de Héring et barorécepteur

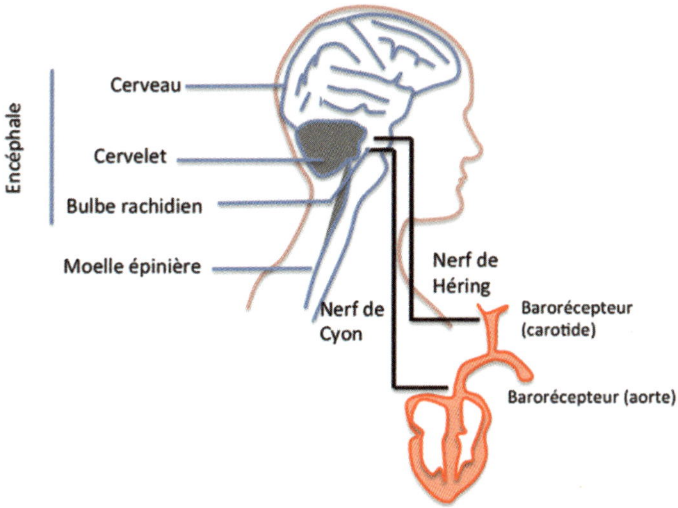

B. Centre nerveux = centre régulateur

Les messages sont intégrés, les centres régulateurs (noyau du tractus solitaire) vont élaborer d'autres messages nerveux moteurs toujours codés sous la forme de trains de signaux électriques qui sont véhiculés par le cœur *via* deux nerfs :

- nerf parasympathique (ou nerf vague) = nerf crânien relié à l'encéphale,
- nerf sympathique = nerf rachidien, c'est-à-dire relié à la moelle épinière.

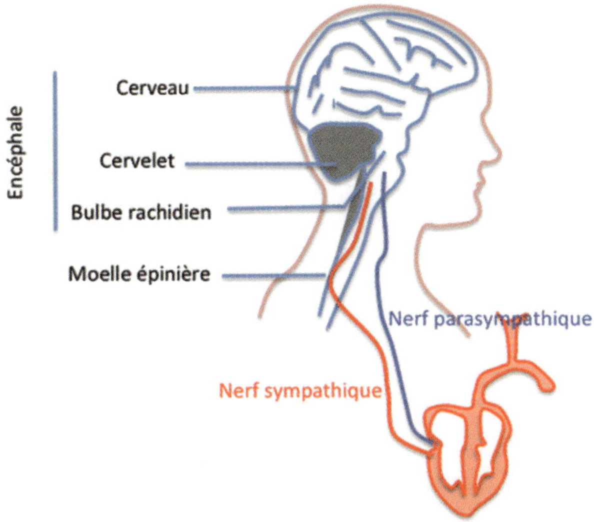

C. Effecteur = cœur

Les nerfs sympathiques et parasympathiques sont deux nerfs antagonistes (aux effets opposés).

L'activité du nerf sympathique a un effet accélérateur sur le cœur (augmente FC, action cardio-accélératrice) par sécrétion de noradrénaline et permet d'augmenter la PA.

L'activité du nerf parasympathique a un effet ralentisseur sur le cœur (diminue FC, action cardio-modératrice) par sécrétion d'acétylcholine et permet de diminuer la PA.

On voit se dessiner une véritable boucle réflexe de régulation avec des capteurs + régulateurs + effecteurs permettant de maintenir la PA quasi constante.

Hypertension

L'hypertension correspond à un défaut de régulation qui se traduit par une pression artérielle élevée qui peut conduire à des hémorragies pouvant provoquer des AVC (Accident Vasculaire Cérébral).

β bloquants

Ce sont des antagonistes des récepteurs adrénergiques qui fixent la noradrénaline.
On observe un ralentissement de l'activité cardiaque.

Tension artérielle

- La PAM est quotidiennement explorée en clinique par la mesure de la tension artérielle (TA), elle renseigne sur l'état cardio-vasculaire.
- On indique toujours **2 chiffres** quand on mesure la tension ou PAM.
- En prenant l'exemple d'une tension de 14/7, cela veut dire :
- **pression artérielle maximale** = 140 mm de Hg, elle correspond à la fin de la **systole** cardiaque.
- **pression artérielle minimale** = 70 mm de Hg ; elle correspond à la fin de la **diastole** cardiaque.

Effort physique et PA

Lors d'un effort physique, la PA augmente pour assurer un débit sanguin correct.
Dans ce cas, l'organisme s'écarte de cette situation standard décrite précédemment.
Cela permet de pratiquer une activité avec une PA adaptée.

Équilibre hydrominéral

Objectif : Savoir décrire la composition des principaux compartiments liquidiens de l'organisme et définir les processus de régulation des mouvements d'eau et d'électrolytes entre compartiments.

1 Généralités

L'organisme doit assurer l'**homéostasie** (équilibre dynamique qui maintient en vie) à la fois de la **volémie** qui est en lien direct avec la pression artérielle mais aussi de la **composition ionique** des liquides biologiques et des cellules, quelles que soient les variations de l'environnement. On parle d'**équilibre hydrominéral**.

2 Les compartiments liquidiens de l'organisme

- La **proportion d'eau** chez l'organisme varie **en fonction âge et du sexe** car elle dépend de la **masse adipeuse** (le muscle contient 75 % d'eau alors que le tissu adipeux n'en contient que 10 %) :

- 60 % d'eau chez l'homme,
- 75 % chez le nourrisson,
- 46 % chez une femme âgée (car les tissus se déshydratent).

Le corps humain ne peut pas stocker l'eau.

Les **entrées d'eau** doivent être **équivalentes** aux **sorties d'eau** et correspondent à un volume d'environ **2,5 L/jour**.

- La répartition de l'eau dans l'organisme est la suivante :

- les **liquides intracellulaires** (FLIC) = ensemble de l'eau libre contenue dans toutes les cellules de l'organisme (26 à 30 L chez un homme de 70 kg),
- les **liquides extracellulaires** (LEC) = (18 L) :
- **Plasma** (2,5 L) = liquide et mobile,
- **Liquides interstitiels** (5-10 L) = plus sous la forme d'un gel (matrice extracellulaire) ; l'excès de liquide interstitiel sera pris en charge par les capillaires et donnera la lymphe ;
- **Liquides transcellulaires** (1 L) : produits par les épithéliums (c'est-à-dire le liquide céphalorachidien, le liquide synovial, le liquide pleural...), ils sont séparés des autres compartiments.

- Les échanges liquidiens entre le sang et les cellules sont indispensables pour :
- **assurer l'apport de nutriments pour les cellules,**
- **permettre le rejet des déchets métaboliques.**

L'eau participe aux nombreuses **réactions chimiques** et elle aide aussi au **maintien d'une température constante à l'intérieur du corps.**

Répartition de l'eau dans l'organisme

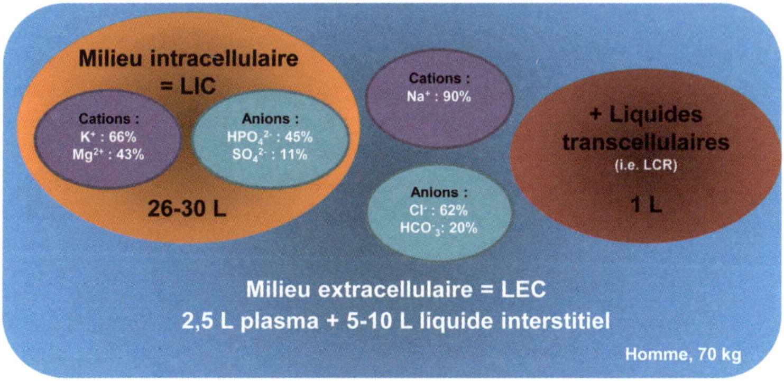

© FGM

3 Composition ionique du corps humain

Les **électrolytes** sont des substances dont les molécules se dissocient en ions en présence d'eau. Les ions sont des particules électriquement chargées : **cations** (ions chargés positivement) et **anions** (ions chargés négativement).

Les électrolytes présents dans le LIC et le LEC sont sous forme active (permettant diverses liaisons), il s'agit :
- de cations : Na^+, K^+, Ca^{2+}, Mg^{2+} et H^+
- d'anions : HCO_3^-, Cl^-, $H_2PO_4^-/HPO_4^{2-}$

La **teneur en électrolytes** du LIC et du LEC est très différente, même si la concentration globale est à peu près la même, LIC et LEC sont dits **isotoniques**, elle s'exprime en mmol/L ou mEq/L.

Les LIC sont plutôt riches en :
- $K^+ > Mg^{2+} > HPO_4^{2-}$ et SO_4^{2-}

Les LEC sont plutôt riches en :
- $Na^+ > Cl^- > HCO_3^-$

Cas du potassium (K +) et du sodium (Na +) : pompe à sodium-potassium

- La concentration du **Na +** est plus importante dans le LEC, il a donc tendance à pénétrer dans la cellule par diffusion.
- La majorité du **K +** corporel se trouve à l'intérieur des cellules. Il a donc tendance à sortir de la cellule par diffusion.

Une **hyperkaliémie vraie** (concentration plasmatique en K + supérieure à 5 mmol/L) peut être fatale, par dysfonction cardiaque, en absence de traitement. Une insuffisance rénale ou certains médicaments peuvent être responsables de cette hyperkaliémie.

Ces deux tendances naturelles sont compensées par une **pompe à sodium-potassium** localisée dans la membrane plasmique des cellules, **elle fait passer le sodium des cellules au LEC et à l'inverse cette pompe extrait le potassium du LEC vers la cellule où il s'accumule**. Il s'agit d'un **transport actif transmembranaire** qui consomme de l'ATP.

4 Les échanges liquidiens entre les compartiments intracellulaires et extracellulaires

L'eau se déplace sous l'effet de 3 forces :

- la **pression osmotique** (permet le déplacement de l'eau du compartiment le moins concentré vers le compartiment le plus concentré),
- la **pression hydrostatique** (pression sanguine exercée par le cœur, elle diminue au fur et à mesure que le sang se déplace dans les artères),
- la **pression oncotique** (pression osmotique exercée par les **colloïdes en suspension**, il s'agit principalement de l'**albumine** plasmatique).

Albumine

L'albumine représente plus de la moitié des protéines totales du plasma.

Deux rôles essentiels :

- **Maintien de la pression oncotique plasmatique**, l'albumine est un agent régulateur essentiel de la volémie.
- **Transport d'hormones, d'enzymes, de médicaments, de toxines.**

Le dosage sanguin d'albumine permet de détecter une perte de liquide (albumine élevée) ou une malnutrition (albumine basse). Sa masse moléculaire élevée l'empêche normalement de passer à travers le filtre du rein. Chez la femme enceinte, la présence d'albumine dans les urines peut être un signe de **toxémie gravidique** (maladie rénale avec hypertension artérielle survenant lors de la grossesse).

A. Échanges d'eau entre le LIC et le LEC

LEC vers LIC

La **pression hydrostatique** (force exercée par le sang sur les vaisseaux sanguins, force générée par la contraction du cœur) permet de filtrer le liquide qui passe **du sang vers le liquide interstitiel**.

LIC vers LEC

La **pression oncotique** (pression osmotique exercée par les protéines, ici l'albumine plasmatique, absente des cellules créant un gradient entre les cellules et le liquide interstitiel) entraîne un flux de liquides **des cellules vers le plasma**.

Comme le **LEC** et le **LIC** sont **isotoniques** le bilan net d'échanges liquidiens entre les deux est égal à zéro mais si ces pressions changent des échanges hydriques anormaux peuvent se produire conduisant à des risques d'œdème et/ou à une déshydratation.

Échanges liquidiens entre les compartiments extracellulaires (LEC) et intracellulaire (LIC)

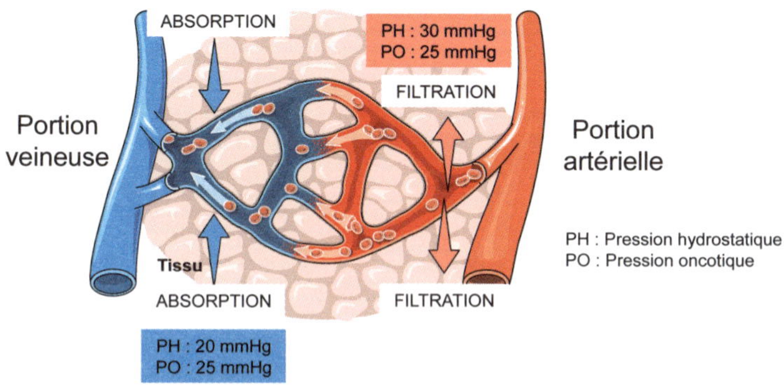

→ Noter qu'il existe un équilibre entre les forces qui filtrent les liquides des capillaires vers les tissus et les forces réabsorbant les liquides dans les capillaires.

B. Échanges liquidiens externes

Il est nécessaire d'équilibrer les entrées et les sorties d'eau pour conserver l'hydratation de l'organisme.

Pertes

- **Reins** : chez l'adulte le volume urinaire se situe entre 1-2 L/jour.
- **Peau et perspiration** : **perte continue mais non visible d'eau par évaporation à la surface de la peau** (perspiration) (0,6 L/jour) et pertes visibles dues à la sudation (varie de 0 -1 L/heure).
- **Poumons** : les poumons éliminent de la vapeur d'eau à raison d'environ 0,3-0,7 L/jour.
- **Voies gastro-intestinales** : les pertes *via* les selles sont de 0,1-0,2 L/jour.

Soit si on fait la somme des pertes = 1 L + 0,6 L + 0,3 L + 0,1 L = 2-3 L sans sudation !

Apports

- L'apport alimentaire se fait par la boisson et les aliments. Il est conditionné par la **sensation de soif** (2 à 3 l/jour).
- Le métabolisme interne (c'est-à-dire l'oxydation des lipides) conduit à la production d'eau appelée eau métabolique (environ 0,3 l/jour).

Les apports hydriques sont donc équivalents aux pertes.

5 Régulation de l'équilibre hydrominéral

Le principal organe de régulation de l'équilibre hydrostatique est le **rein.**

A. Équilibre hydrique

La déperdition hydrique entraîne une augmentation de la concentration du plasma en soluté :

- déclenche la **sensation soif,**
- libère l'**hormone antidiurétique ADH**

Ceci a pour conséquence la réabsorption d'eau par les reins (**urines concentrées**), puis diminution du LEC et enfin ce sont les cellules

(LIC) qui vont perdre leur eau pour conserver la même osmolarité avec le liquide interstitiel.

L'inverse, une **entrée d'eau** provoque une **excrétion** d'eau plus importante par les **reins** : urines **diluées**.

B. Équilibre électrolytique

- L'**osmolarité** correspond au **nombre de particules par litre de solution**. Elle s'exprime en mmol/L, elle sert à décrire la **concentration des électrolytes dissous**.
- Le **sodium** constitue la majorité des **espèces cationiques plasmatiques**.
- Le contrôle de la **volémie** et de l'**osmolarité** est lié et s'exerce au niveau des entrées et sorties de sodium.

L'objectif de la régulation de la **volémie** est de **maintenir constante l'osmolarité du plasma**.

Pour cela, plusieurs mécanismes existent.

Les **apports** se font par l'eau et l'alimentation. Les **pertes** par la transpiration (goût salé), les matières fécales et l'urine.

- Les deux hormones principales dans la régulation de l'équilibre hydro-électrique sont :

- l'**aldostérone,**
- l'**ADH.**

L'**ADH** est sécrétée en réponse à **une augmentation de l'osmolarité plasmatique (hémoconcentration)** entraînant une augmentation de la réabsorption d'eau et donc une dilution du plasma.

Si le **volume plasmatique**, la **pression artérielle** ou le **sodium plasmatique** diminuent, il y a **libération d'aldostérone par le cortex surrénalien**. L'aldostérone favorise la réabsorption rénale du Na + et comme l'eau suit le Na + on observe une rétention d'eau augmentant le volume plasmatique (limite le risque de déshydratation).

Entrées et sorties d'eau au sein de l'organisme

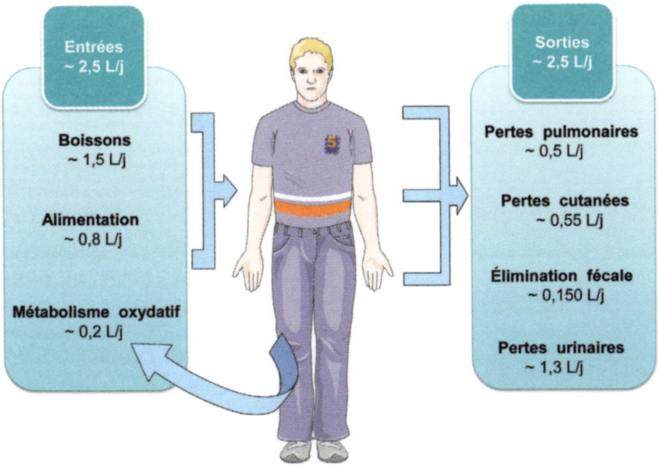

Sel et alimentation

- L'OMS recommande une **consommation inférieure à 5 g/jour de NaCl** (≈ une cuillère à café de sel par jour).
- Les autorités sanitaires et de sécurité sanitaire des aliments conviennent que la consommation de sel de la majorité des Européens (soit environ **8 à 11 g**) dépasse largement le niveau recommandé.
- Nous perdons 1 g de NaCl par voie fécale, 1 g par transpiration et le reste par les urines. Cet **excès de sel** provoque des troubles de l'**hypertension artérielle** (par stimulation du système nerveux sympathique à produire de l'**adrénaline** ce qui cause une constriction artérielle et de l'hypertension).

MÉMO

21 Calcémie

Objectif : Connaître la répartition du calcium dans l'organisme et la régulation de sa concentration via l'hormone PTH.

1 Le calcium : généralités

Le calcium est un cation divalent (Ca^{2+}) qui joue un rôle physiologique important. Dans le plasma, sa concentration est de l'ordre de 2,5 mmol/L. Dans la cellule, il est beaucoup plus dilué (100 mmol/L). Le calcium participe à la régulation de l'activité cellulaire, il intervient dans la contraction musculaire et dans la régulation de l'excitabilité cellulaire. Dans l'os, son rôle est double : il a un rôle de maintien mécanique mais il constitue également une réserve rapidement mobilisable.

2 Répartition du calcium dans l'organisme

- Le calcium est apporté par l'alimentation mais 35 % uniquement du calcium ingéré est absorbé. La calcémie totale comprend le calcium :
  - lié aux protéines plasmatiques, surtout à l'albumine (45 %),
  - libre et ionisé (50 %) = forme active du calcium,
  - libre non ionisé mais complexé à des anions (phosphate, carbonate et citrate) (5 %).
- On évalue la quantité totale de calcium chez l'organisme à :
  - 1 000 g dans les os,
  - 10 g dans les cellules,
  - 1 g dans les liquides extracellulaires.

3 Les mécanismes de régulation

Le maintien d'une calcémie normale dépend des flux de calcium dans l'intestin, le rein et les os.

A. Régulation de l'absorption intestinale du calcium

- L'absorption nette journalière de calcium par l'intestin est de 200 mg/jour et permet de maintenir stable le contenu osseux en calcium.
- Cette absorption a lieu essentiellement au niveau **duodénal** et est sous contrôle du **calcitriol**, hormone formée à partir de la **vitamine D** (synthétisée par la peau à partir d'un dérivé du cholestérol sous l'action des ultraviolets ou apportée par l'alimentation : poissons gras, jaune d'œuf, foie).
- La **parathormone (PTH)** synthétisée par les parathyroïdes (glandes attachées à la thyroïde) est indispensable à la synthèse du calcitriol, elle est donc **hypercalcémiante**. Le **calcitriol** module les **quantités de récepteurs** à la surface des cellules intestinales qui sont responsables de l'absorption intestinale du calcium.

B. Régulation de la réabsorption rénale du calcium

Le calcium plasmatique est réabsorbé au niveau rénal sous contrôle de **PTH** et du **calcitriol**.

C. Régulation de la calcémie par résorption osseuse

- La **PTH** et le **cacitriol** stimulent les **ostéoclastes** à dissoudre les cristaux de phosphate de calcium de la matrice osseuse, **augmentant le taux de calcium plasmatique**. À l'inverse, les ostéoblastes conduisent en synthétisant de l'os à diminuer la calcémie plasmatique.
- Les **œstrogènes** ont un effet bénéfique sur l'ostéogénèse (activité des ostéoblastes). Ainsi, à l'arrivée de la ménopause, la diminution des œstrogènes conduit à une diminution de la masse osseuse puisque l'ostéolyse (activité des ostéoclastes) est mal compensée par l'ostéogénèse.

Mesure et variation de la calcémie

La **calcémie** varie peu chez un individu, la concentration physiologique est de **2,33 à 2,55 mmol/L**. Elle est mesurée par un **ionogramme sanguin** et correspond au taux de **calcium plasmatique**. Mais le dosage doit être corrélé à la protidémie. Toute augmentation de la protidémie entraîne une augmentation de la calcémie totale sans modifier pour autant la calcémie ionisée.
Il est possible de ne doser que le calcium ionisé (1,15 à 1,30 mmol/l) mais c'est une analyse qui est pratiquée en seconde intention.

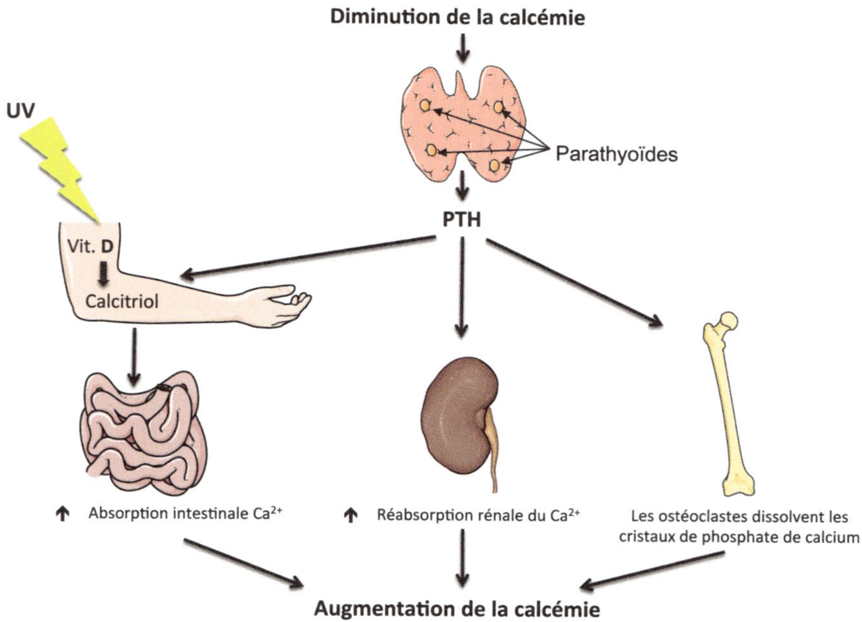

Régulation de la calcémie sanguine par le PTH et le calcitriol

MÉMO 22 Équilibre acido-basique

Objectif : Connaître les valeurs à l'homéostasie du pH sanguin et connaître les mécanismes de régulation sanguins, pulmonaires et rénaux.

1 Généralités sur la valeur du pH dans l'organisme

A. Valeurs normales du pH

Le pH du sang artériel est situé entre 7,35 et 7,45.

Le pH du sang veineux et du liquide interstitiel est situé aux alentours de 7,35.

Le pH du liquide intracellulaire est situé aux alentours de 7,35.

Des valeurs anormales du pH provoquent :

- Alcalose : si pH sang artériel > 7,45
- Acidose : si pH sang artériel < 7,35

B. Modification du pH

Les ions H^+, qui modifient le pH, proviennent essentiellement du métabolisme cellulaire.

La régulation de la concentration en ions H^+ est réalisée par 3 systèmes tampons qui empêchent les variations importantes de pH par addition d'un acide fort ou d'une base forte :

1. Les systèmes tampons du sang (compensent les variations en quelques secondes).
2. Le centre respiratoire du tronc cérébral (compense l'acidose et l'alcalose en quelques minutes).
3. Les mécanismes rénaux (compensent durant plusieurs heures à plusieurs jours).

- Rappel :
- les acides sont des donneurs d'ions H^+ (protons).
- les bases sont des accepteurs d'ions H^+.

Régulation respiratoire, rénale du pH

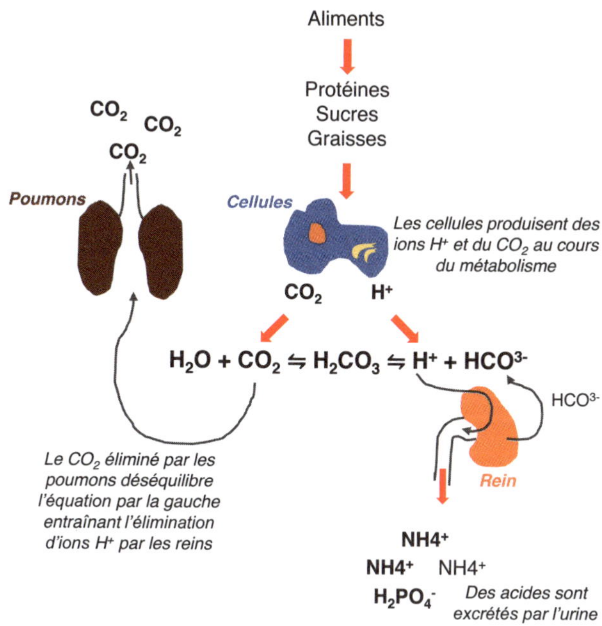

2 Les systèmes tampons

Le métabolisme des aliments consommés à partir d'un régime mixte (légumes et protéines) génère généralement un **gain net d'acide**. Les **glucides** et les **graisses** sont oxydés en CO_2 et en H_2O. Le CO_2 de l'oxydation réagit immédiatement avec H_2O dans le sang pour produire des ions H^+ et HCO^{3-} (bicarbonate) *via* la réaction suivante :

$$H_2O + CO^2 \rightleftharpoons H_2CO_3 \rightleftharpoons H^+ + HCO^{3-}$$

Chez un adulte normal, le métabolisme des aliments produit **300 litres de CO^2 par jour**. Les protéines sont métabolisées en acides forts (par exemple **$H2_SO_4$, HCl, H_3PO_4**) Afin de maintenir un **pH normal**, le corps doit tamponner et éliminer le **CO^2** et les **acides forts** qui sont produits.

Le CO_2 est généralement éliminé par les poumons au même rythme qu'il est produit. Les reins aident à éliminer les acides forts en excrétant des ions H^+. Les reins génèrent également de nouveaux **ions bicarbonates HCO_3^-** pour remplacer les **ions HCO_3^-** qui sont perdus en tamponnant les acides forts.

3 Déséquilibres acido-basiques

A. Acidose et alcalose respiratoires

- L'acidose et l'alcalose respiratoires surviennent lorsque le système respiratoire ne peut maintenir le pH du sang.
- **L'acidose respiratoire** survient lorsqu'il y a entrave des échanges gazeux dans les alvéoles (bronchite chronique, mucoviscidose, emphysème...).
- On observe une accumulation de CO_2 dans le sang qui se **transforme en partie en H_2CO_3** qui libère **des ions H^+** (diminution du pH sanguin).
- **L'alcalose respiratoire** peut être due à une hyperventilation respiratoire (atteinte des centres respiratoires, anxiété, altitude...). Le CO_2 est éliminé plus rapidement qu'il n'est produit, on observe une diminution du CO_2 sanguin et une alcalose due à la diminution de la formation d'acide carbonique **(H_2CO_3) dans le sang**.

B. Acidose et alcalose métaboliques

- **L'acidose métabolique** se traduit par un déficit en ions HCO_3^- dans le plasma.

Les origines sont multiples :
- absorption d'une quantité importante d'alcool qui au final produit de l'acide acétique par le foie,
- diarrhée persistante : perte importante ions HCO_3^-,
- exercice musculaire intense : accumulation acide lactique,
- jeûne prolongé : catabolisme des acides gras (cétose),
- insuffisance rénale (défaut réabsorption ions HCO_3^-).

- **L'alcalose métabolique** se traduit par un excès en ions HCO_3^- dans le plasma. Les origines peuvent être les suivantes :
- pertes d'ions H^+ dû à des vomissements,
- pertes d'ions H^+ par l'utilisation de certains diurétiques.

C. Effets de l'acidose et alcalose

Les limites du pH du sang artériel sont les suivantes :
Si le pH < 7 : coma et mort rapide
Si le pH > 8 : tétanisations et convulsions, décès consécutif à un arrêt cardiaque.

Acidose respiratoire	Alcalose respiratoire
Perturbation initiale : augmentation du CO_2 sanguin. *Compensation rénale* : réabsorption et production d'ions bicarbonates.	*Perturbation initiale* : baisse du CO_2 sanguin. *Compensation rénale* : excrétion urinaire d'ions bicarbonates.
Acidose métabolique	**Alcalose métabolique**
Perturbation initiale : déficit ions HCO_3^- sanguin. *Compensation ventilatoire* : hyperventilation	*Perturbation initiale* : surcharge en ions HCO_3^- sanguin. *Compensation ventilatoire* : hypoventilation

23 Hémostase

Objectif : Connaître les principales étapes de l'hémostase et les tests qui permettent d'en diagnostiquer des pathologies.

L'hémostase est un ensemble de réactions qui se met en place afin d'arrêter le saignement.
Elle fait intervenir :
- des facteurs de la coagulation sanguine présents dans le plasma,
- des substances libérées par les plaquettes et les cellules des tissus endommagés.

On définit arbitrairement 3 étapes au cours de l'hémostase.

1 Étape 1 : hémostase primaire et formation du clou plaquettaire

La lésion d'un vaisseau sanguin provoque sa constriction réflexe afin de diminuer le flux sanguin au niveau de la lésion. On parle de spasme vasculaire.
Il s'ensuit la formation en moins d'une minute d'un « bouchon » ou clou plaquettaire qui endigue le saignement.
Les plaquettes sont les principaux acteurs de la formation de ce bouchon ou clou plaquettaire.
Les plaquettes s'accrochent aux fibres de collagène mises à nue. Le clou est renforcé par des filaments de fibrine qui jouent un peu un rôle de colle entre les plaquettes.

2 Étape 2 : coagulation plasmatique ou hémostase secondaire

La coagulation correspond à la transformation du sang en masse gélatineuse.
Plus d'une trentaine de substances (numérotés de I à X) interviennent :
- facteurs de la coagulation : favorisent la formation du caillot,
- facteurs anticoagulants : inhibent la coagulation.

Trois étapes essentielles :

1 : formation de **l'activateur de la prothrombine**, à partir de l'activation du **facteur X** qui s'associe à des **ions Ca^{2+}**, au **facteur V** et avec la **thromboplastine** tissulaire.

2 : l'activateur de la prothrombine convertit la **prothrombine plasmatique** en une enzyme active la **thrombine**.

3 : la thrombine convertit le **fibrinogène soluble** (plasmatique) en **fibrine solide** qui polymérise (*via* le facteur XIII) devenant insoluble et filamenteux et qui emprisonne les érythrocytes sanguins colmatant le vaisseau sanguin jusqu'à guérison.

Formation d'un caillot

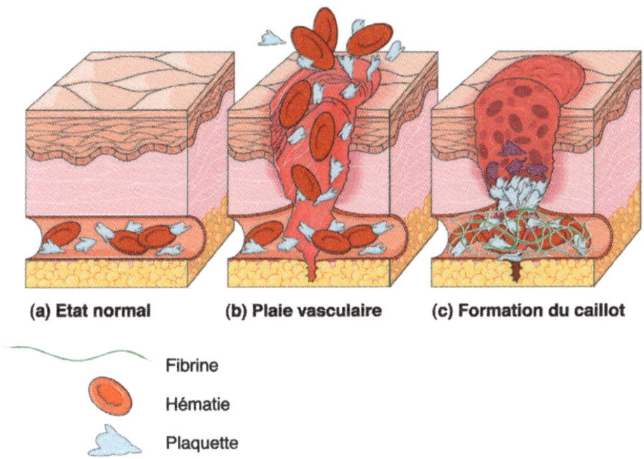

Prélèvements sanguins et anticoagulants

Les prélèvements sanguins sont effectués en présence d'anticoagulants : EDTA potassique, citrate de sodium afin d'obtenir du plasma.

Ce sont des chélateurs (forment des complexes) de Ca^{2+} empêchant entre autres la formation de l'activateur de la prothrombine.

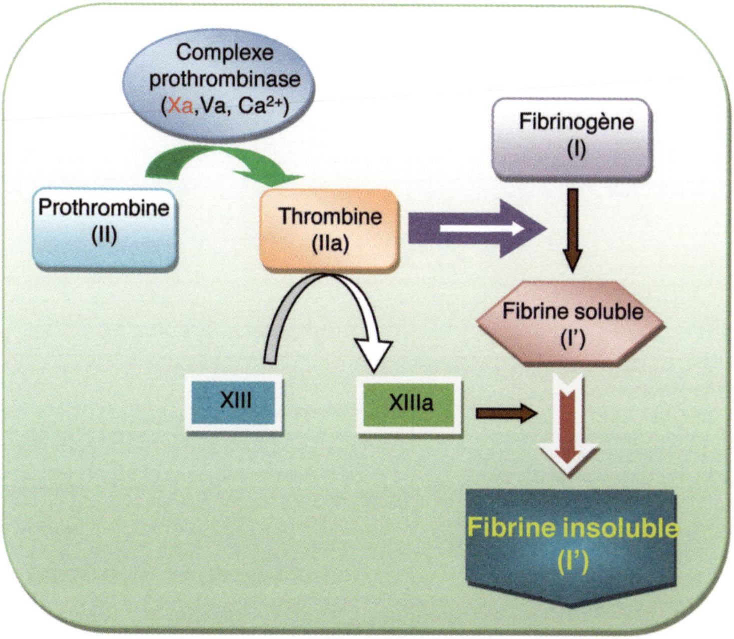

3 Étape 3 : fibrinolyse

Après la formation du caillot, les **plaquettes se contractent, expulsant le sérum** (si le caillot est externe, on observe une goutte de liquide jaunâtre sur la peau). Le caillot se resserre, c'est le début de la cicatrisation.

La fibrinolyse élimine le caillot lorsque la cicatrisation est achevée. La **fibrine** est dégradée par la **plasmine** qui provient d'un précurseur inactif le **plasminogène**.

Étapes de la fibrinolyse

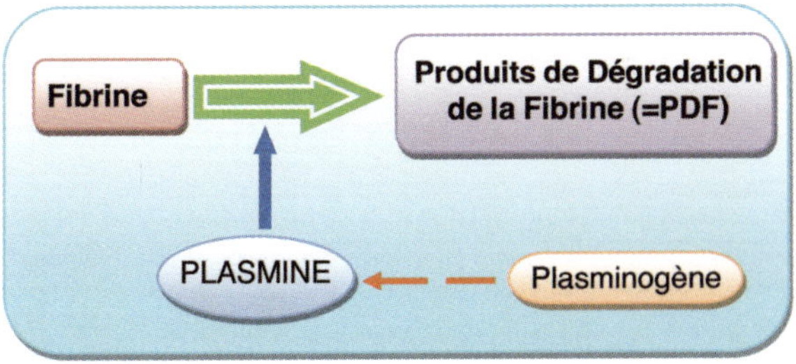

4 Exploration biologique de la coagulation

Il existe plusieurs tests d'exploration de la coagulation qui permettent de diagnostiquer des pathologies liées à l'hémostase.

A. Exploration de l'hémostase primaire

Temps de saignement (TS)

Une incision superficielle est réalisée et on mesure le temps de formation du clou plaquettaire (ne doit pas être supérieur à 10 minutes pour une plaie sur le bras).

Numération plaquettaire

Doit être comprise entre 250 à 500.10^9 plaquettes/L de sang.

B. Exploration de la coagulation

Temps de coagulation (TC)	Correspond au temps d'apparition d'un caillot dans un tube en verre à partir d'un prélèvement veineux (ne doit pas être supérieur à 7 minutes).
Temps de céphaline activée (TCA) ou temps de céphaline kaolin (TCK)	Ce test permet d'explorer l'ensemble des facteurs de la coagulation : II, V, VIII, X, XI, XII et le fibrinogène.
Temps de quick ou taux de prothrombine (TP)	Ce test explore surtout la quantité de prothrombine contenue dans le plasma. Le résultat est exprimé en % par rapport à un plasma normal, il varie entre 80 et 100 %.
Test de tolérance à l'héparine (TH)	Il est effectué en présence de doses croissantes d'héparine et les échantillons sont comparés à un sang témoin.
Temps de thrombine	Temps de coagulation d'un plasma citraté en présence de thrombine.

A. Les affections thrombo-emboliques

Les affections thrombo-emboliques résultent de la formation anormale d'un caillot.

Un thrombus est un caillot qui se développe dans un vaisseau et qui y reste. Il peut empêcher le passage du sang et provoquer une nécrose (thrombose coronaire qui peut provoquer un infarctus du myocarde), il peut aussi se détacher du vaisseau et provoquer une embolie (embolie pulmonaire ou cérébrale).

L'athérosclérose (durcissement de l'intima des vaisseaux) favorise la formation des thrombus.

Obstruction du tronc des artères pulmonaires par un thrombus

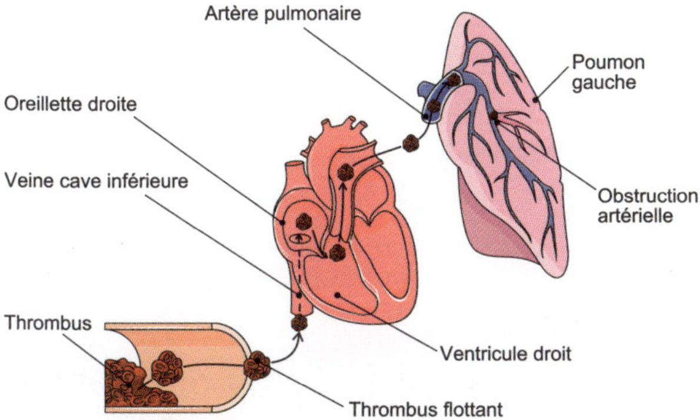

B. Les affections hémorragiques

- Les affections hémorragiques sont la conséquence de phénomènes empêchant la coagulation.
- La thrombopénie correspond à une insuffisance du nombre de plaquettes circulantes.
- Les affections du foie peuvent le rendre incapable de synthétiser des quantités normales de facteurs de la coagulation.
- L'hémophilie est une affection hémorragique génétique qui provoque des saignements prolongés.

MÉMO

24 Stress

Objectif : Comprendre la réponse au stress au travers des hormones impliquées.

1 Le syndrome général d'alarme

Il peut être résumé ainsi :

1. la **réaction d'alarme** : le cerveau perçoit un danger et déclenche un signal d'alarme,
2. la **phase de résistance** : le corps est prêt à intervenir,
3. la **phase de relaxation/épuisement** : si le danger est passé, le corps récupère mais si le stress perdure, cela peut conduire à l'épuisement.

2 Réponse au stress

Les stress n'ont pas tous la même intensité (on différencie aisément le stress provoqué par la mort du conjoint, du stress lié à la préparation de son mariage).

L'évaluation du stress fait appel au **cortex cérébral** et particulièrement au **cortex préfrontal** qui est en charge de notre capacité d'adaptation.

Les **structures du système limbique** (enfoui à l'intérieur du lobe temporal du cerveau) dominent notre comportement lié aux émotions. Il peut être assimilé au **cerveau émotionnel**.

Le système limbique et le cortex préfrontal réagissent instantanément et envoient de l'information au tronc cérébral, provoquant diverses réactions dans notre corps, notamment dans **l'hypothalamus** qui assure de nombreuses fonctions en lien avec la réponse au stress en régulant le SN autonome sympathique.

Le rôle du système nerveux autonome sympathique

Une fois l'hypothalamus activé, le système nerveux autonome sympathique stimule la **médulla surrénale** à sécréter de **l'adrénaline** et de la **noradrénaline** (**catécholamines**). Cette réponse prépare l'organisme à une réaction de fuite ou de lutte en réponse au stress.

Il y aura aussi sécrétion d'enképhalines par des neurones lors de douleurs intenses qui ont des propriétés analgésiques (qui atténuent la douleur).
Cette activation par le stress induit :
- une augmentation de la fréquence des battements cardiaques,
- une accélération de la respiration,
- une augmentation du glucose sanguin,
- augmentation de la transpiration.

Tout ceci concourt à l'exécution de mouvements rapides et à une plus grande vivacité d'esprit.
La sécrétion de CRH qui pousse l'adénohypophyse à sécréter de la POMC (pro-opiomélanocortine) qui donnera de l'ACTH (hormone corticotrope) qui stimulera le cortex surrénal à synthétiser et à sécréter des corticostéroïdes (qui vont réprimer la réponse qui pourrait devenir nocive) et de la béta-endorphine qui ont un effet analgésique et atténuent la perception de la douleur.

Réponses au stress systémique et neurogène

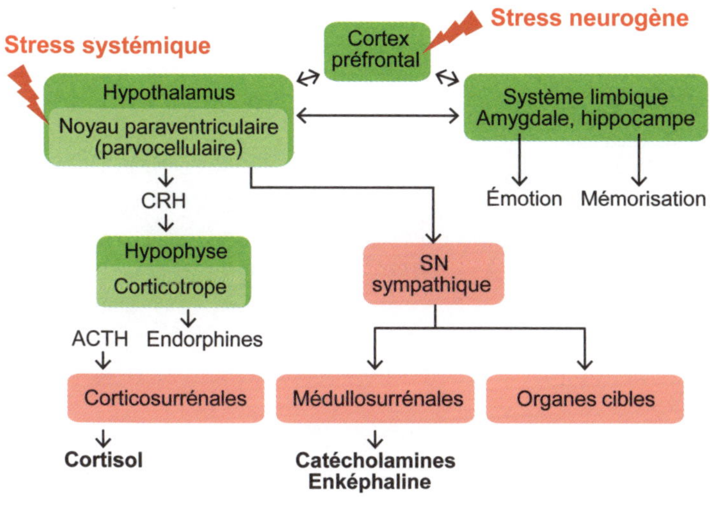

25 Appareils génitaux

1 Appareil génital masculin

L'appareil génital masculin comprend :

- Les testicules : glandes contenues dans les bourses ou scrotum. Les testicules sont les gonades qui produisent les spermatozoïdes.
- Les épididymes : organes situés sur les testicules servant au stockage des spermatozoïdes.
- Les canaux déférents : canaux qui s'étendent de l'extrémité de l'épididyme au canal éjaculateur.
- L'urètre : canal excréteur avec une fonction urinaire (urine) et génitale (liquide spermatique).
- Les vésicules séminales : réservoirs situés derrière la prostate et reliés au canal déférent. Elles sécrètent le liquide séminal (composant liquide du sperme).
- La prostate : glande (traversée par l'urètre et les canaux éjaculateurs) qui sécrète le liquide prostatique. Au moment de l'éjaculation, le liquide prostatique est évacué en même temps que le sperme par les canaux éjaculateurs.
- Les canaux éjaculateurs : canaux situés dans la prostate qui servent à l'expulsion du sperme au cours de l'éjaculation.
- Le pénis : organe de l'accouplement terminé par un renflement (le gland), lui-même entouré par un repli cutané (le prépuce).
- Des glandes annexes (autres que la prostate et les vésicules séminales) : décrites dans le tableau ci-contre.

Appareil génital masculin

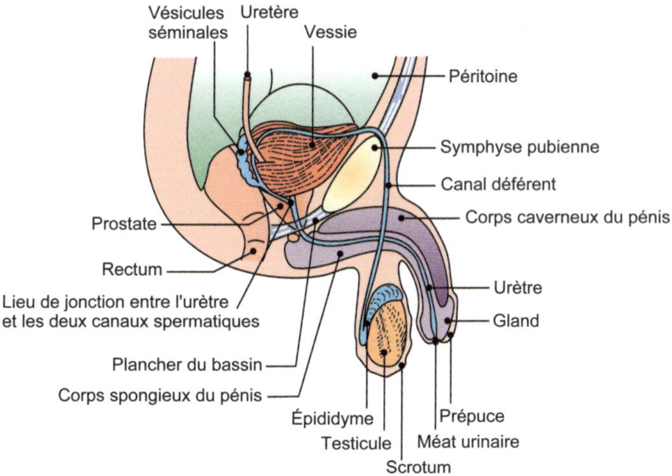

2 Appareil génital féminin

L'appareil génital féminin comprend :

- **Les ovaires** : deux glandes situées de part et d'autre de l'utérus ; ce sont les gonades qui produisent les ovocytes et qui participent à la régulation hormonale chez la femme.
- **Les trompes utérines** ou trompes de Fallope : conduits reliant les ovaires à l'utérus.
- **L'utérus** : muscle creux aux parois très épaisses (myomètre), tapissé intérieurement par une muqueuse (endomètre). L'endomètre subit des modifications au cours du cycle menstruel. L'élimination de la couche superficielle de l'endomètre est à l'origine des règles. Il s'ouvre dans le vagin par un orifice étroit (col utérin).
- **Le vagin** : conduit qui s'étend de la vulve jusqu'au col utérin. Il permet l'écoulement des règles et la sortie du bébé. C'est l'organe de l'accouplement.
- **La vulve** : partie externe de l'appareil génital féminin qui comprend des replis (les grandes et les petites lèvres).

• **Des glandes annexes** décrites dans le tableau ci-dessous.

L'appareil génital féminin

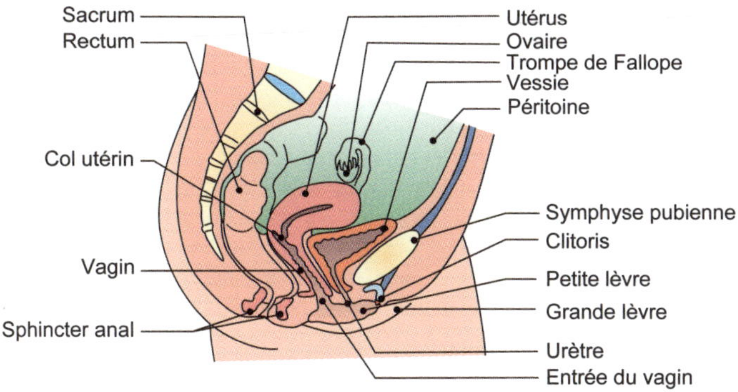

Différents organes constituant les appareils génitaux de la femme et de l'homme

	Femme	Homme
Gonades	Ovaires	Testicules
Voies internes	Trompes, utérus, vagin	Epididyme, canaux déférents, canaux éjaculateurs
Voies externes	Vulve	Pénis
Glandes annexes	**Glandes de Bartholin** : *de chaque côté de la vulve, produit un mucus lubrifiant le vagin* **Glandes de Skène** : *le long de l'urètre, produit un mucus lubrifiant le vagin*	**Glandes de Cowper** : *de chaque côté de l'urètre, produit un liquide pré-éjaculatoire* **Vésicules séminales** **Prostate**

MÉMO

26 Physiologie des appareils génitaux

1 Physiologie de l'appareil génital masculin

Les testicules produisent les gamètes mâles ou spermatozoïdes.
La production des spermatozoïdes s'effectue à partir de la puberté et pendant toute la vie de l'homme.
Une hormone de l'hypothalamus, la GnRH (*Gonadotropin Releasing Hormone*) stimule deux hormones hypophysaires, la LH (*Luteinizing Hormone*) et la FSH (*Follicle Stimulating Hormone*), qui elles-mêmes stimulent les testicules pour produire la testostérone. Les cellules testiculaires qui synthétisent la testostérone sont appelées cellules de Leydig ou cellules interstitielles.
Les spermatozoïdes prennent naissance dans les tubes séminifères des testicules.

2 Physiologie de l'appareil génital féminin

Les ovaires produisent les gamètes femelles ou ovocytes. Leur nombre (très important à la naissance) devient quasiment nul à la ménopause.
À la puberté, les cycles menstruels débutent. Chaque cycle dure entre 28 à 30 jours et commence par l'apparition des règles. On définit 3 phases successives dans le cycle menstruel :

- La phase folliculaire (jours 1 à 13) : chaque mois un ovocyte arrive à maturité. Il est contenu dans un petit sac (follicule) qui se gonfle à la surface de l'ovaire grâce à une hormone fabriquée par l'hypophyse : la FSH. La sécrétion de FSH est elle-même stimulée par une hormone de l'hypothalamus : la GnRH (*Gonadotropin Releasing Hormone*). Pendant cette phase, le follicule sécrète les œstrogènes (hormone ovarienne) qui agissent sur l'utérus pour le préparer à recevoir un éventuel embryon.
- La phase d'ovulation (jour 14) : l'ovocyte est expulsé du follicule et est aspiré par la trompe de Fallope. L'ovulation est provoquée par une autre hormone hypophysaire la LH. L'ovocyte migre vers l'utérus.

• **La phase lutéale (jours 15 à 28)** : le follicule qui a libéré l'ovocyte dégénère et se transforme en corps jaune. Il sécrète la progestérone (hormone ovarienne) qui poursuit la transformation de l'endomètre pour recevoir un éventuel embryon. À la fin de la phase lutéale, la chute des taux de progestérone et d'œstrogènes est à l'origine des menstruations (règles).

Contrôle hormonal de la spermatogenèse

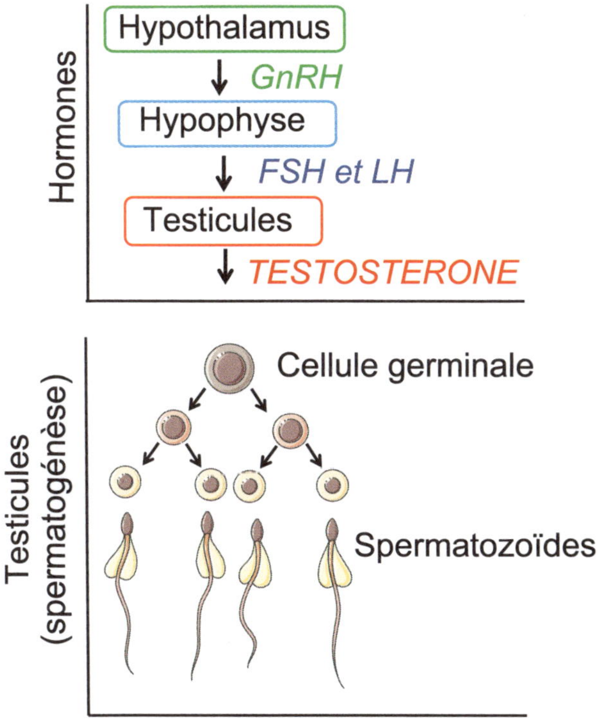

Contrôle du cycle ovarien

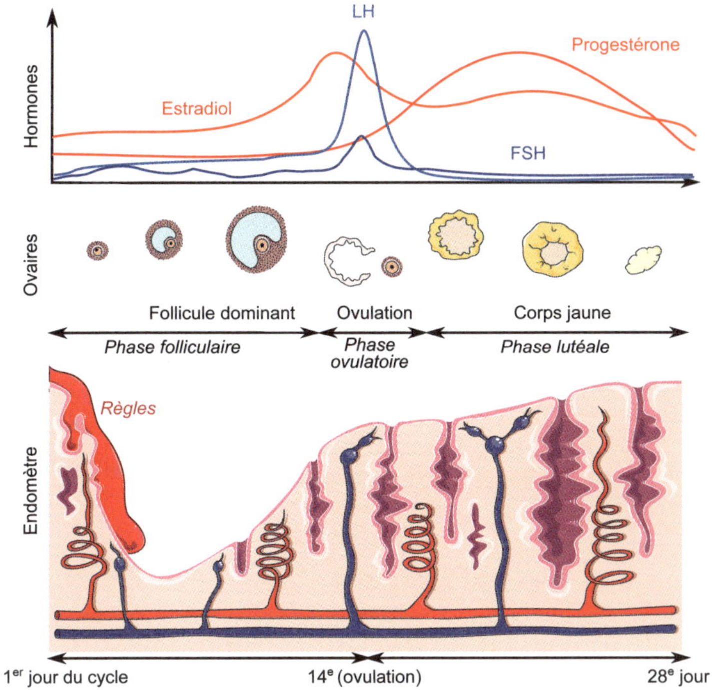

MÉMO

27 De la fécondation à la grossesse

Objectif : Comprendre les étapes de l'acte sexuel au fœtus.

1 Les étapes de la fécondation

A. Le trajet des gamètes

- La fécondation implique la présence simultanée d'un gamète femelle et d'un gamète mâle dans les voies génitales féminines. La période de fécondité d'une femme est brève et a une durée maximale de trois ou quatre jours correspondant à la phase d'ovulation du cycle menstruel.
- L'ovocyte passe une étape supplémentaire de sa méiose au moment de l'ovulation et devient fécondable. Il est viable pendant 12 à 24 heures.
- Les spermatozoïdes déposés dans le vagin lors d'un rapport sexuel doivent franchir la glaire cervicale du col de l'utérus. Ce passage est possible au moment de l'ovulation car la glaire est rendue perméable par les sécrétions ovariennes. Les spermatozoïdes remontent ensuite la cavité utérine puis les trompes, où ils peuvent rencontrer l'ovocyte.

B. La cellule-œuf

- Sur les 300 à 400 millions de spermatozoïdes émis lors d'un rapport sexuel, seul un petit nombre franchit le col de l'utérus et quelques dizaines d'entre eux atteignent le gamète femelle. Au cours de leur remontée dans les trompes, les spermatozoïdes acquièrent la capacité à féconder l'ovocyte : c'est la capacitation.
- La durée de vie des spermatozoïdes dans les voies génitales femelles est en moyenne de 4 jours. La fusion des gamètes a lieu dans une des deux trompes et se fait en plusieurs étapes.
- La tête des spermatozoïdes contient une poche bourrée d'enzymes appelée acrosome. Ces enzymes dégradent l'enveloppe ou zone pellucide, entourant l'ovocyte. C'est la réaction acrosomale. La pénétration du spermatozoïde déclenche la fin de la méiose de l'ovocyte qui se transforme en ovule.

- Cette étape est immédiatement suivie de la **réaction corticale** : l'ovule modifie sa membrane pellucide qui devient imperméable à l'entrée de tout autre spermatozoïde, le protégeant ainsi de la **polyspermie** (fécondation par plusieurs spermatozoïdes).
- La **cellule-œuf** est le résultat de la fusion des noyaux des deux gamètes haploïdes rétablissant ainsi la diploïdie.

Les différentes étapes de la fécondation

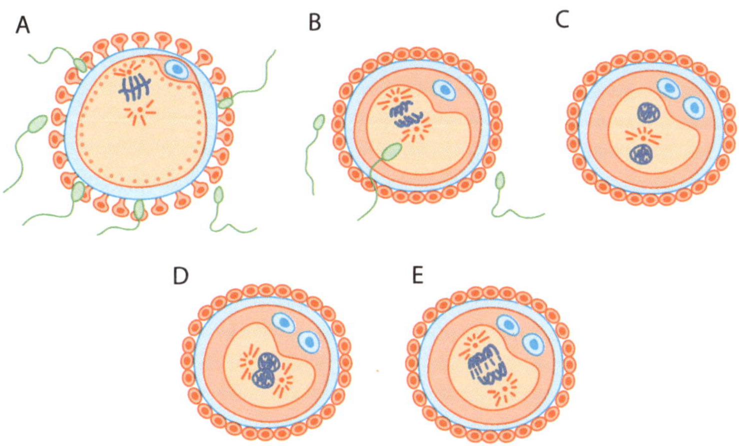

1 : cellule folliculaire entourant l'ovocyte, 2 : spermatozoïde, 3 : 1er globule polaire, 4 : espace péri-ovocytaire, 5 : noyau femelle, 6 : zone pellucide, 7 : granule cortical, 8 : noyau femelle, 9 : 2e globule polaire, 10 : noyau mâle, 11 : fusion des noyaux, 12 : deux premières cellules embryonnaires.

Le trajet des gamètes dans les voies féminines

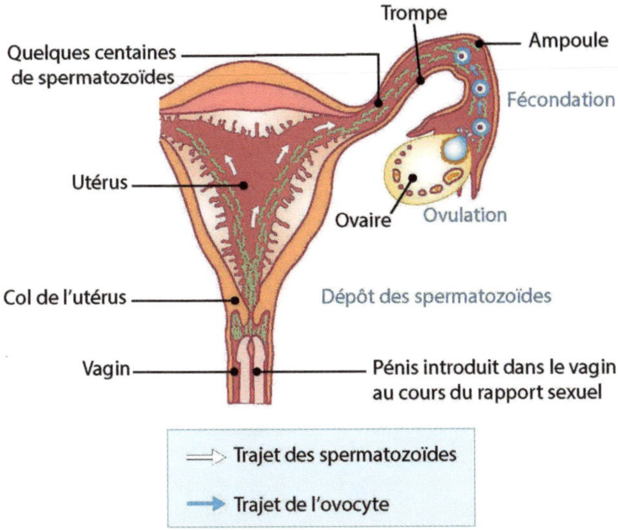

2 Le devenir de la cellule œuf

- La division de l'œuf ou segmentation commence 24 heures environ après la fécondation.
- Les mitoses se poursuivent pendant que l'embryon entame sa migration vers l'utérus.
- Au 4e jour après la fécondation, l'embryon atteint le stade Morula.
- Au 6e jour après la fécondation, l'embryon devient un blastocyste et a atteint l'endomètre. Le blastocyste s'appose, puis adhère et enfin envahit l'endomètre : c'est la nidation.

Parfois, la cellule-œuf ne s'implante pas dans l'utérus. Dans ce cas, on parle de grossesses extra-utérines. Cette pathologie est à l'origine de fortes hémorragies et conduit à des fausses couches.

- Le blastocyste est constitué de deux groupes de cellules au devenir différent :
  - le bouton embryonnaire : une masse interne de cellules volumineuses à l'origine de l'embryon,
  - les trophoblastes : des cellules qui enveloppent le bouton embryonnaire et qui participent à la formation du placenta.
- Dès la nidation, le trophoblaste sécrète une hormone, la gonadotrophine chorionique humaine ou hCG. Cette hormone, de structure proche de la LH, dont elle mime l'action, a pour cible le corps jaune. Celui-ci, au lieu de disparaître comme dans un cycle sans fécondation, persiste et sécrète des quantités croissantes d'œstrogènes et de progestérone qui maintiennent l'utérus dans un état favorable à la gestation.
- À partir du 3e mois de gestation, c'est le placenta qui assure la production de ces hormones et le corps jaune régresse.

La division de la cellule œuf

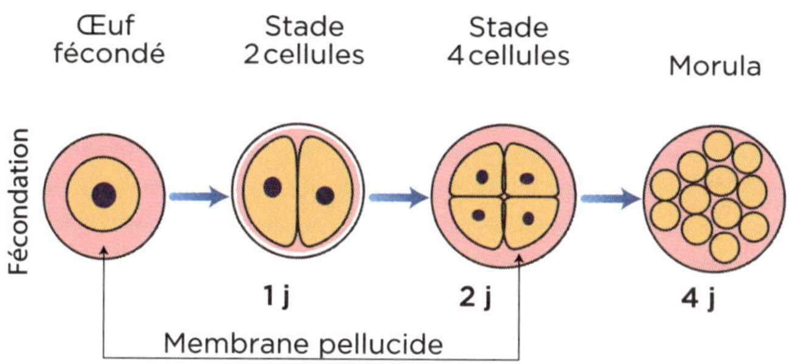

Les étapes de la nidation

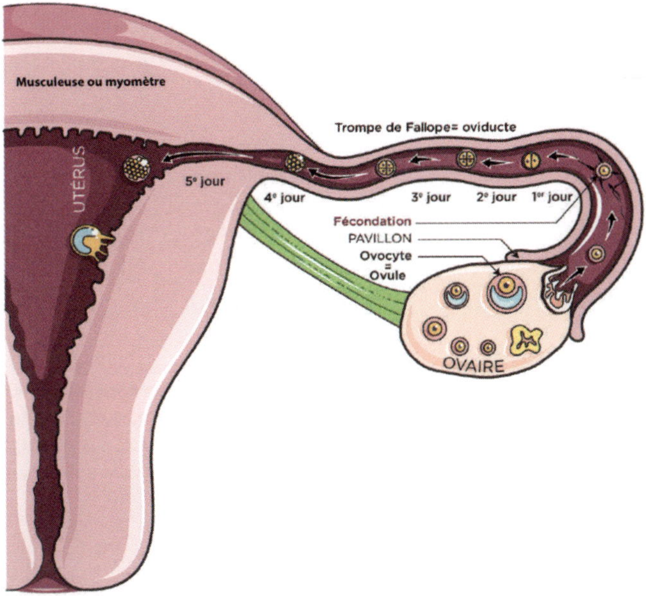

3 Les stades de la grossesse

Le placenta

• C'est l'organe d'échanges entre la mère et l'embryon.

Le sang maternel et le sang du fœtus ne sont jamais en contact. Les échanges de substances (nutriments, oxygène, urée...) se font à travers les cellules du placenta.

Le placenta est une barrière contre certains microorganismes pathogènes mais laisse passer d'autres molécules (alcool, nicotine, certains virus, bactéries et parasites) de la mère vers le fœtus. Le placenta fabrique de nombreuses hormones (hCG : la gonadotrophine chorionique humaine, l'hormone de croissance placentaire, la progestérone...) qui permettent à la mère de s'adapter à la grossesse et au fœtus de se développer.

Durée de la grossesse

La grossesse ou gestation, dure 9 mois, soit 39 semaines de grossesse ou 41 semaines d'aménorrhée (ou SA, c'est-à-dire de période sans les règles). Si l'accouchement a lieu avant ce terme, on parle de prématurité.

La période embryonnaire

La période embryonnaire est la période allant de la fécondation et jusqu'au 2e mois de grossesse. C'est le moment où apparaissent la tête, les membres et une ébauche des principaux organes (foie et système cardiovasculaire). L'embryon mesure alors environ 3 cm.

La période fœtale

C'est la période entre le 3e mois et l'accouchement (parturition). La taille du fœtus peut atteindre 35 à 40 cm et le poids du fœtus atteindre 2,7 à 4,1 kg.

Le suivi de grossesse

La vitalité et la croissance du fœtus sont mesurées par échographies aux 3e, 6e et 8e mois de grossesse. À cela s'ajoute une consultation mensuelle, où la prise de poids de la mère est surveillée, ainsi que sa tension artérielle (apparition d'une éventuelle pré-éclampsie), la hauteur utérine (indicatrice de la bonne croissance du fœtus), le col de l'utérus, le rythme cardiaque du fœtus et ses mouvements. Les résultats du laboratoire (prise de sang, bandelettes urinaires) sont aussi analysés.

Circulation maternelle et fœtale au niveau du placenta

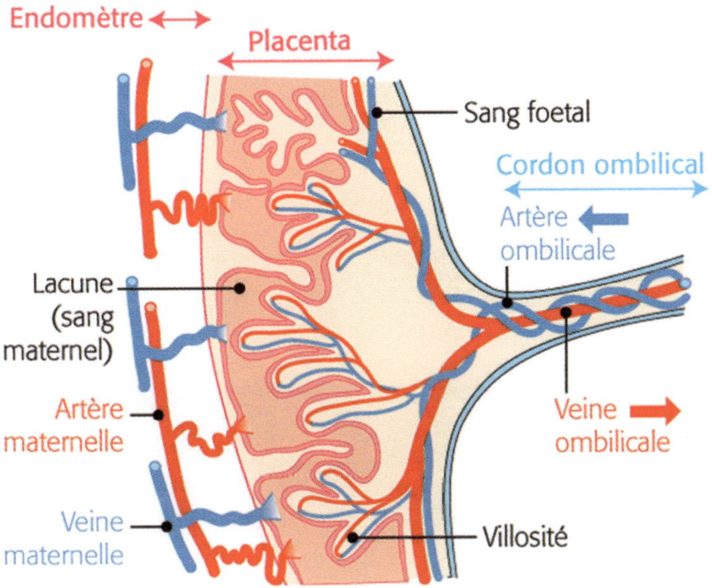

Pendant la période fœtale

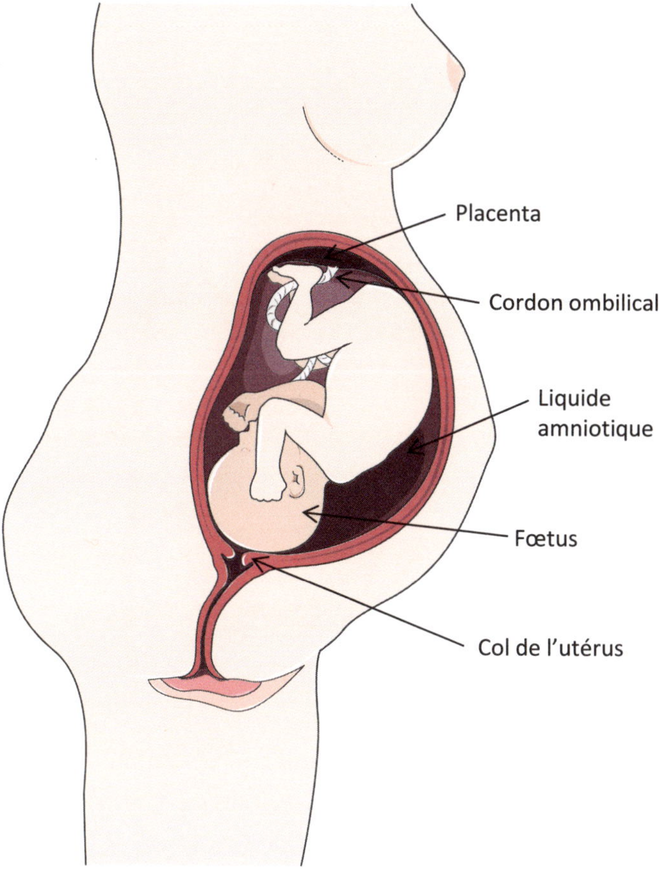

28 Parturition et lactation

Objectif : Comprendre comment le fœtus sort et le lait est sécrété.

1 La parturition

Les mécanismes de la parturition

La parturition correspond à la sortie du fœtus et du placenta hors des voies génitales.

Des facteurs mécaniques (poids du fœtus, contractions utérines) et hormonaux (œstrogènes, prostaglandines et ocytocine) sont responsables du déclenchement spontané du « travail ».

Premier stade du travail : effacement du col de l'utérus

Le col de l'utérus est resté ferme et tonique tout le long de la grossesse. Pendant le travail, il s'efface et se dilate. La perte du bouchon muqueux qui obstruait le col est un signe de travail préliminaire.

Pendant la grossesse, la progestérone, produite par le placenta, inhibe les contractions de l'utérus. À la fin de la grossesse, de nouvelles substances telles que les prostaglandines et l'ocytocine (produite par la mère) et les œstrogènes (produite par le placenta) sont fabriquées en grande quantité et empêche l'action de la progestérone. Les prostaglandines sont des molécules à action rapide et puissante qui agissent localement (sans passer dans le sang).

L'ocytocine est une neuro-hormone produite par l'hypophyse.

Deuxième stade du travail : expulsion du fœtus

L'expulsion du nouveau-né est donc permise par la dilatation du col et les contractions utérines. Au début du travail, les contractions sont localisées dans la partie supérieure du myomètre. Elles permettent la rupture de la poche amniotique ou « poche des eaux ». À la fin du travail, les contractions se propagent à la partie inférieure du myomètre et permettent ainsi à la tête du nouveau-né de pousser sur le col utérin. Lorsque la tête du bébé s'engage dans le petit bassin de la mère, elle subit une rotation pour faciliter son passage, c'est le dégagement.

Troisième stade du travail : la délivrance

Après la naissance, les contractions utérines se poursuivent et permettent de décoller, puis d'expulser le placenta. Il s'agit de la délivrance.

Les étapes du travail

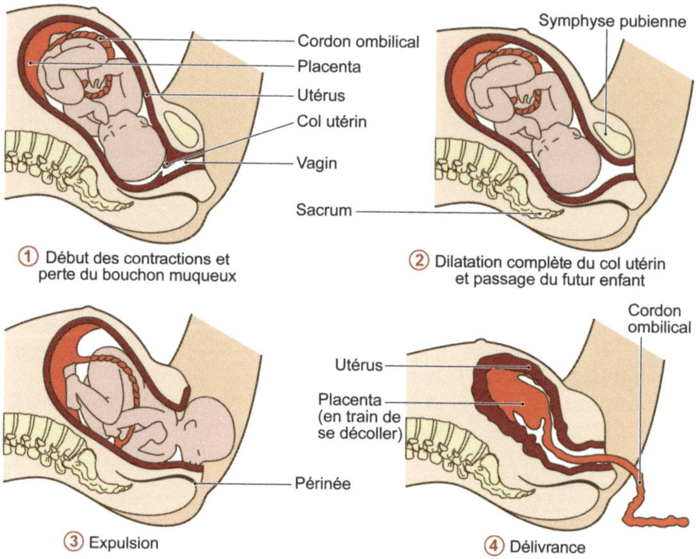

2 La lactation

La lactation correspond à la sécrétion et l'éjection de lait par la glande mammaire.

Pendant la grossesse, les œstrogènes, la progestérone et l'hormone lactogène placentaire stimulent l'hypothalamus, qui lui-même stimule l'hypophyse qui produit la prolactine.

Cette hormone est indispensable à la lactation.

La succion du sein favorise la sécrétion et l'éjection du lait.

Coupe schématique d'un sein

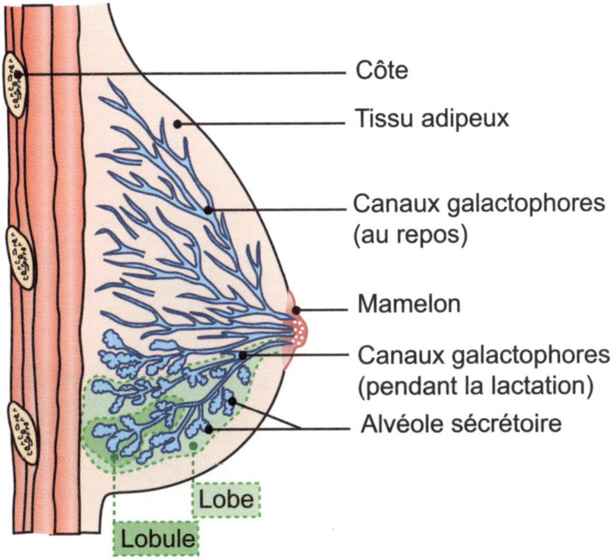

MÉMO

29 La maîtrise de la procréation

Objectif : Connaître les méthodes d'assistance à la procréation et les méthodes contraceptives.

1 Méthodes d'aide à la procréation

- L'Assistance Médicale à la Procréation (AMP) correspond aux techniques médicales qui permettent d'aider les couples infertiles.
- En France, environ 15 % des couples consultent pour une infertilité. Les causes de l'infertilité sont multiples et peuvent être d'origine anatomique, infectieuse ou endocrinienne.
- Pour ces couples, des techniques médicales nouvelles permettent parfois de remédier à leurs difficultés (Assistance Médicale à la Procréation ou AMP).

A. Dans le cas d'infertilité masculine

L'insémination artificielle consiste à déposer du sperme provenant du conjoint (IAC) ou d'un donneur (IAD), dans le col ou dans l'utérus lui-même.

B. Dans le cas d'infertilité féminine

- La stimulation ovarienne provoque artificiellement la maturation des follicules et l'ovulation grâce à l'injection d'hormones hypothalamo-hypophysaires.
- Dans d'autres cas, la fécondation *in vitro* et le transfert d'embryons, ou FIVETE, consiste à recueillir un ou plusieurs ovules chez une femme par ponction intra-abdominale, et à réaliser un contact *in vitro* (c'est-à-dire en laboratoire) de ces ovules avec des spermatozoïdes (du conjoint ou non). L'injection intra-ovocytaire de spermatozoïde (ISCI) permet de pallier les anomalies de la spermatogénèse. Cette technique consiste à injecter directement le spermatozoïde dans le cytoplasme de l'ovocyte. Elle peut être couplée à la FIVETE.

- Si la stimulation ovarienne ou le recueil des gamètes des conjoints n'est pas possible, la solution ultime est celle du don de gamètes (ovules ou spermatozoïdes). En France, ce don est bénévole, gratuit et anonyme.

L'insémination artificielle

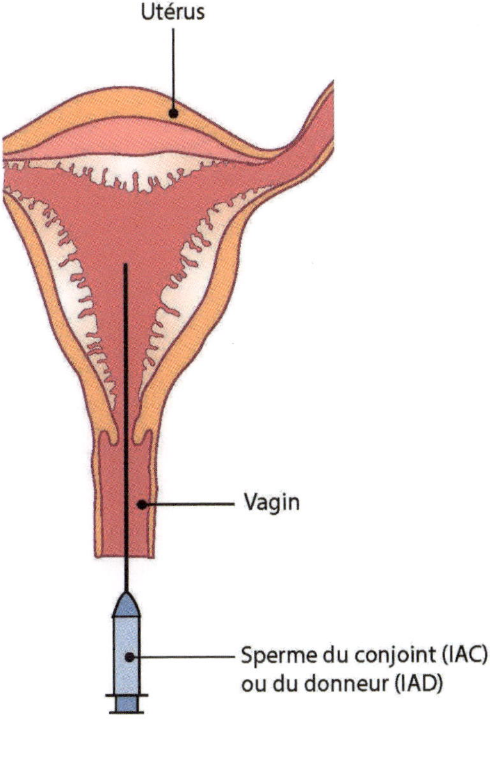

La fivette

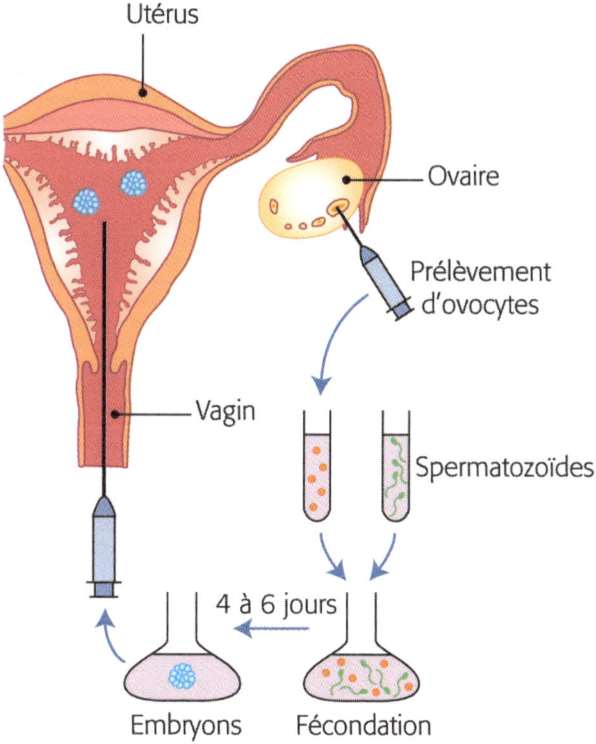

2 Méthodes de contraception

La contraception peut être mécanique ou chimique.

A. Les méthodes mécaniques

Le stérilet est un petit objet en forme de T placé dans la cavité utérine qui s'oppose à la nidation.

- Les préservatifs masculins ou féminins, à usage unique, empêchent la rencontre des gamètes. Ils présentent l'avantage d'être également un moyen de lutte efficace contre les maladies sexuellement transmissibles, dont le SIDA.

- Le diaphragme est une cape en latex placé dans le col de l'utérus. Il empêche le passage du col par les spermatozoïdes.

B. Les méthodes chimiques

- La contraception hormonale féminine consiste à prendre par voie orale (pilules) ou par un implant sous-cutané, un mélange d'hormones de synthèse (l'oestradiol et la progestérone) ou une hormone seule (la progestérone). Ces hormones perturbent l'axe hypothalamo-hypophysaire et empêchent en particulier l'ovulation.
- Une méthode contraceptive d'urgence est appelée « pilule du lendemain ». Elle contient une forte dose d'hormones et doit être utilisée 3 à 5 jours après un rapport supposé fécondant. Elle bloque l'ovulation et la nidation.
- La contragestion est une méthode chimique d'interruption volontaire de grossesse (IVG) de moins de 7 semaines. Au-delà de cette période et jusqu'à 12 semaines de grossesse, l'IVG est chirurgicale. L'embryon est aspiré sous anesthésie par une personne habilitée.

Les différents moyens de contraception

Méthodes mécaniques

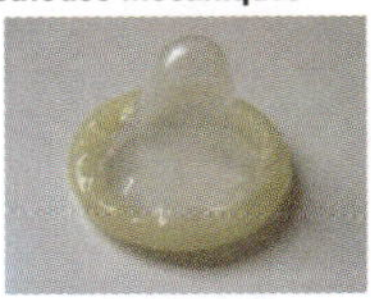
Préservatif

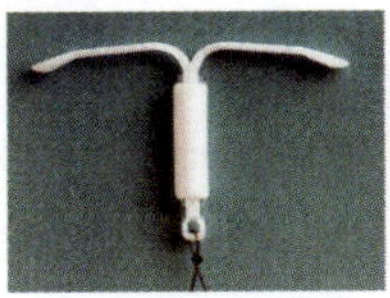
Stérilet

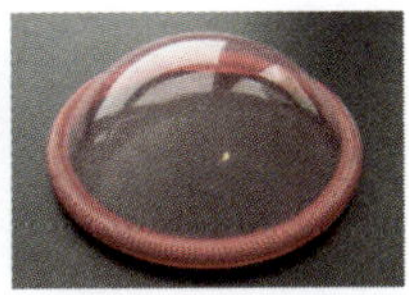
Diaphragme

Méthodes chimiques

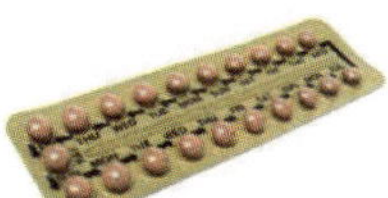
Pillule

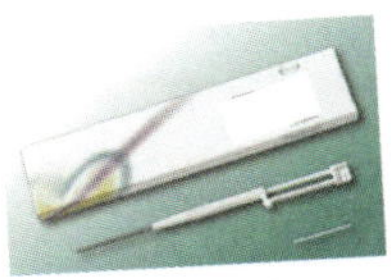
Implant

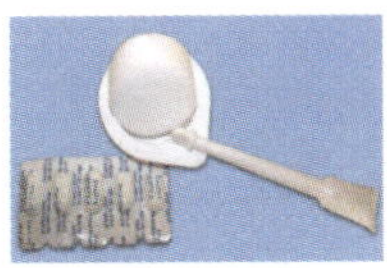
Spermicides

Les mécanismes d'action des différents modes de contraception

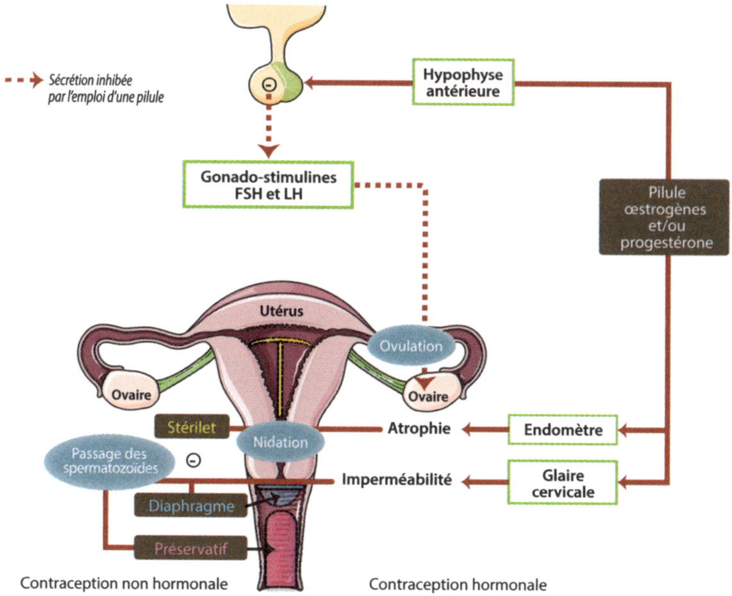

Morphologie et régions corporelles en vues antérieure et postérieure

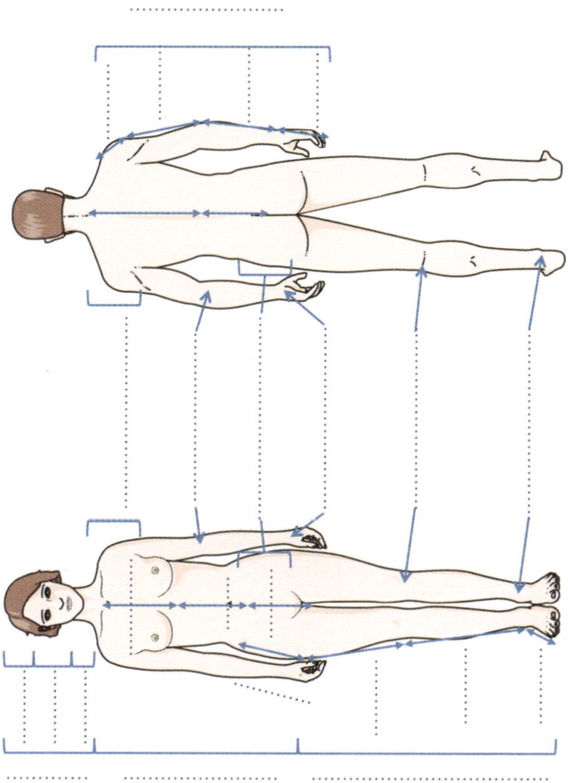

⇒ *Réponses mémo 1*

Du muscle à la myofibrille

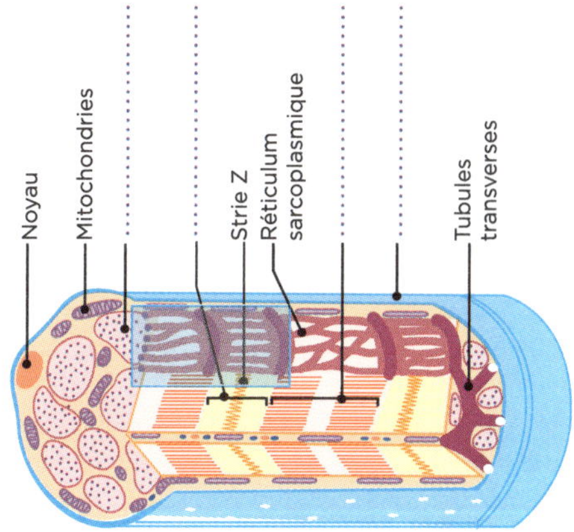

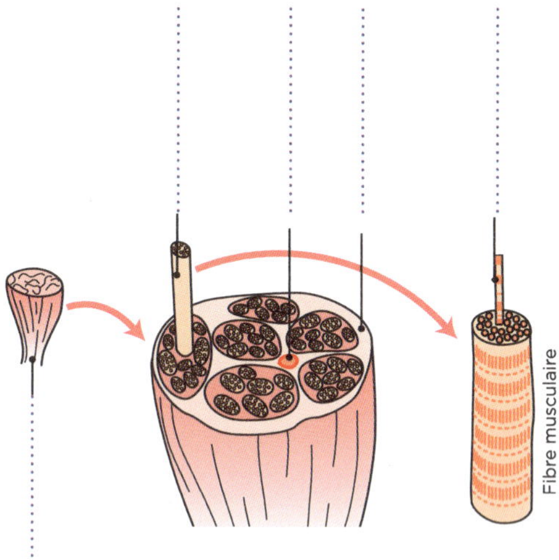

⇒ *Réponses mémo 10*

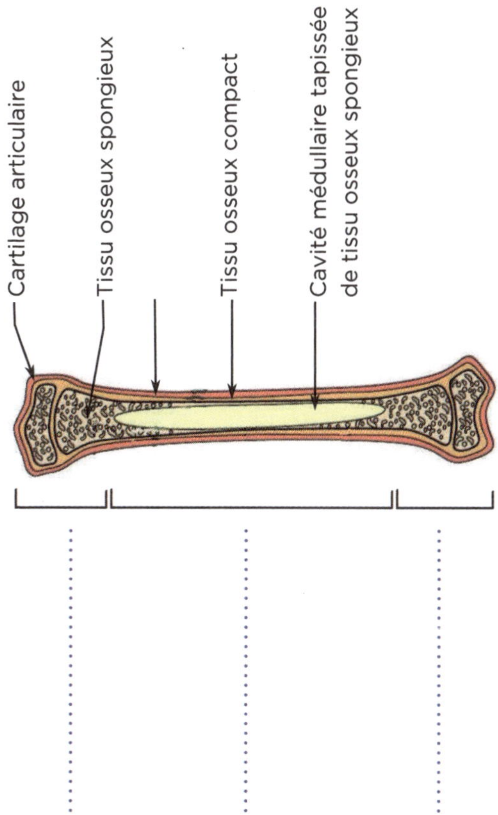

⇒ *Réponses mémo 10*

Vue antérieure et postérieure du squelette humain

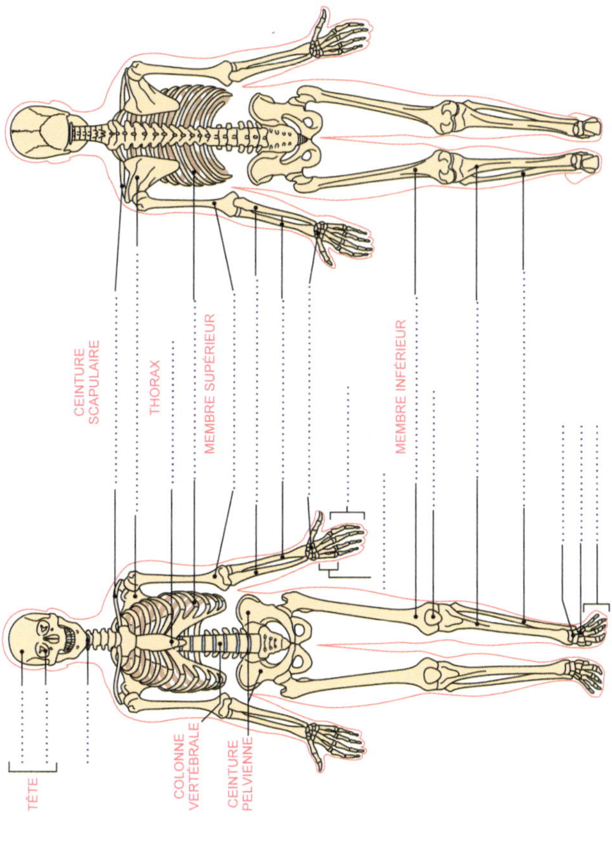

⇒ *Réponses mémo 10*

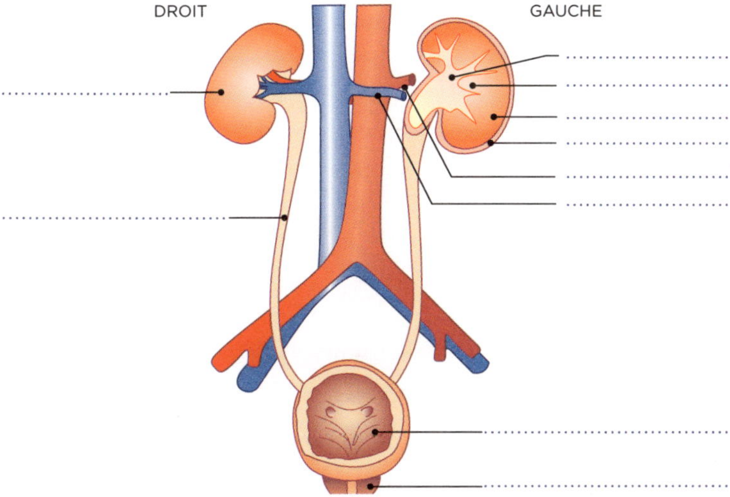

⇒ *Réponses mémo 1*

Schéma général de l'appareil digestif

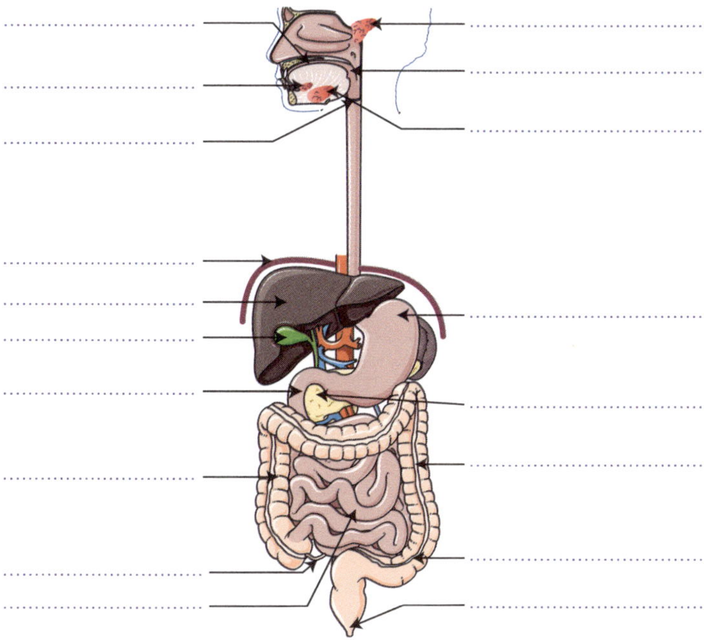

⇒ Réponses mémo 1

Schéma récapitulatif de la digestion

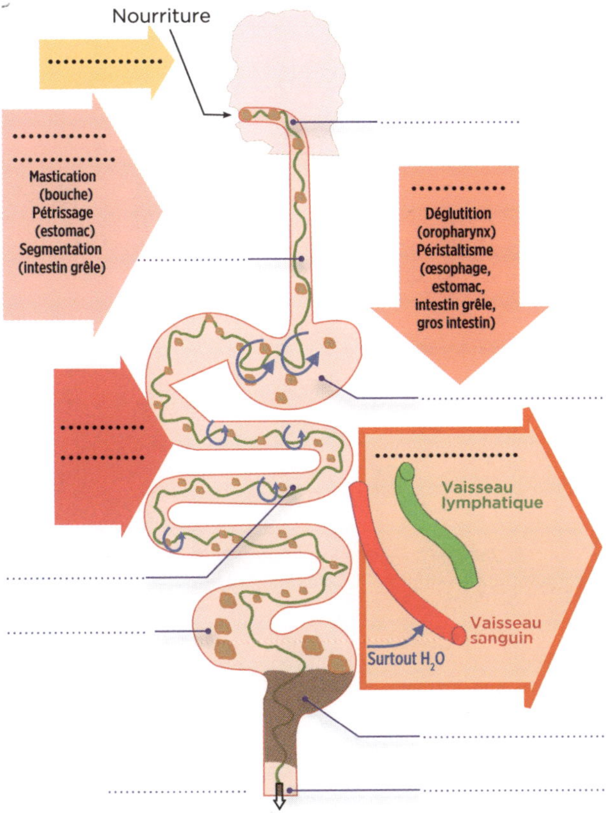

⇒ *Réponses mémo 12*

Schéma de l'appareil respiratoire

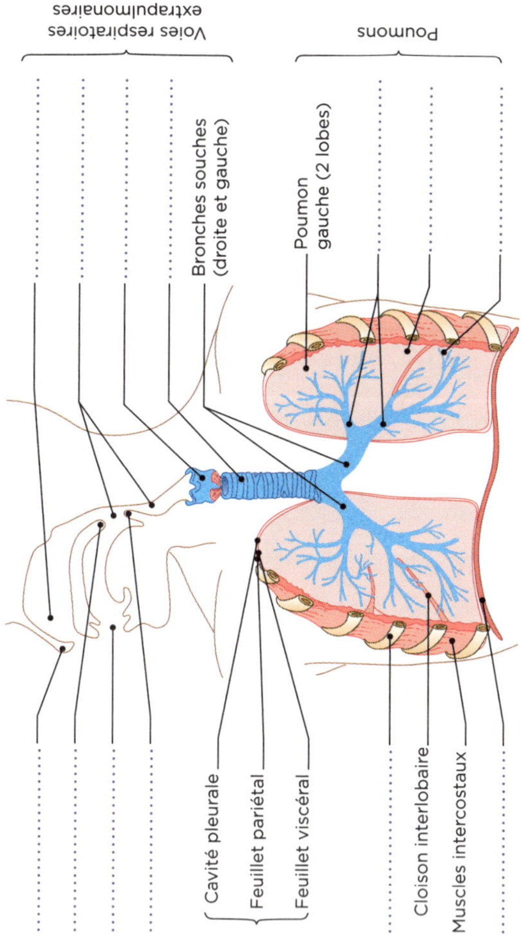

⇒ *Réponses mémo 1*

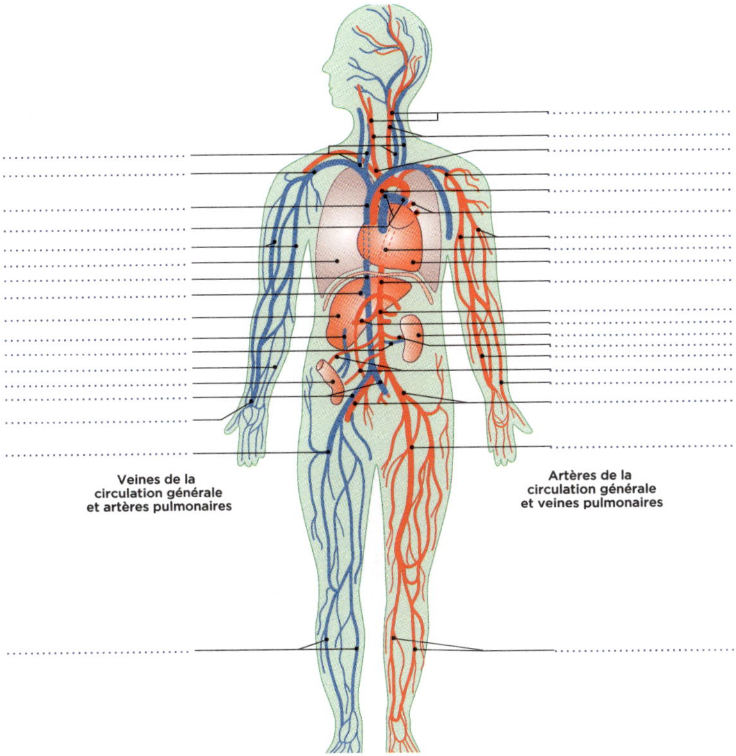

⇒ *Réponses mémo 13*

L'appareil génital masculin

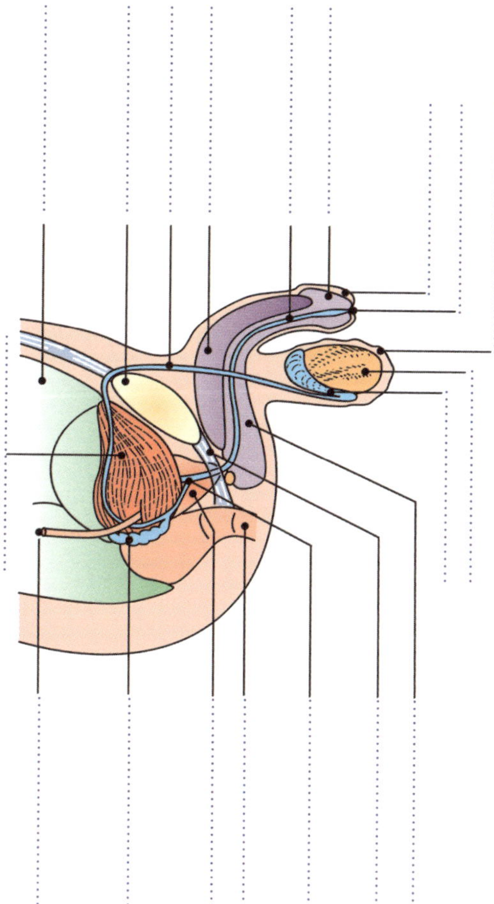

⇒ Réponses mémo 25

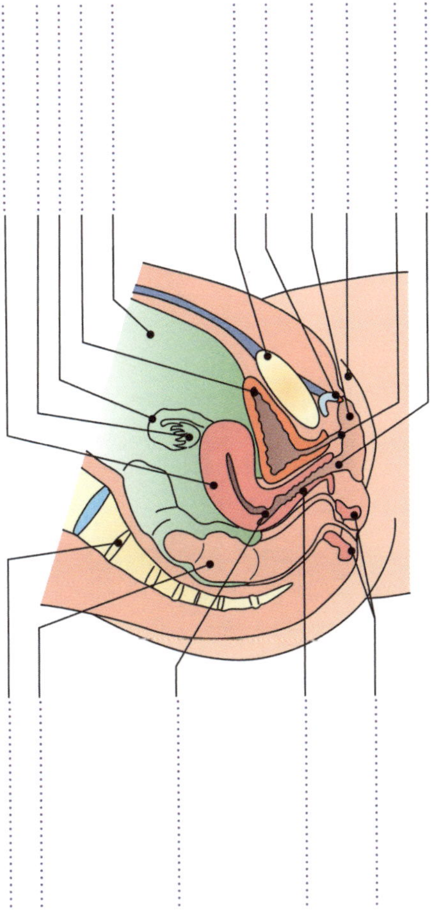

⇒ *Réponses mémo 25*

Anatomie d'un neurone

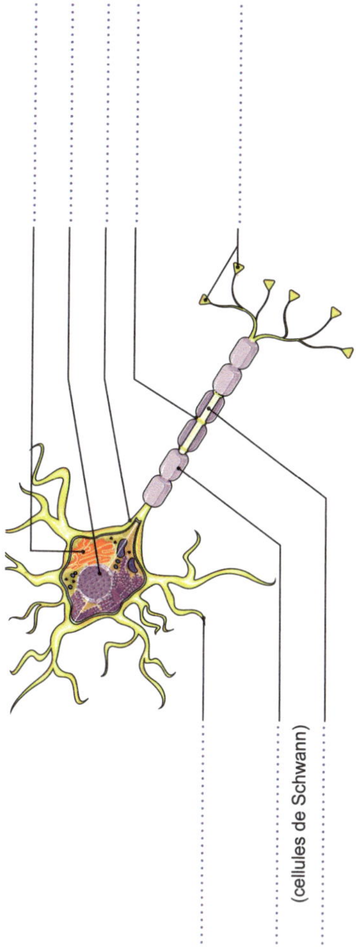

⇒ Réponses mémo 5

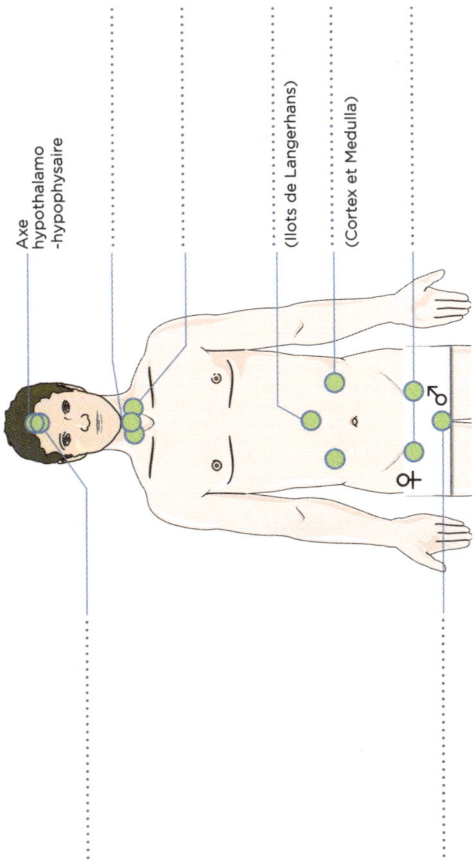

⇒ *Réponses mémo 6*

Structure générale de la peau

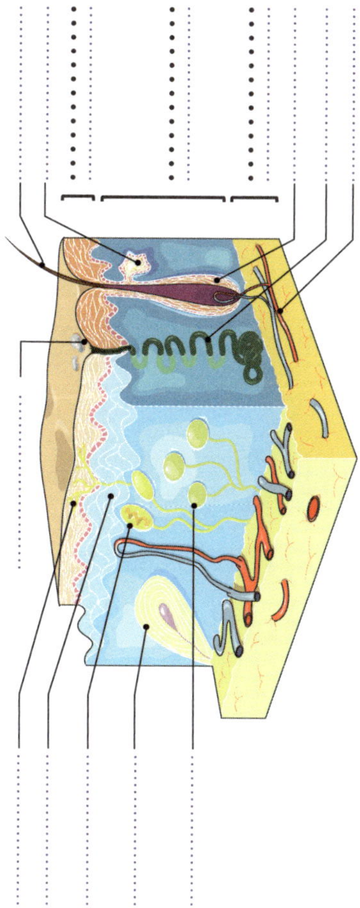

⇒ Réponses mémo 8

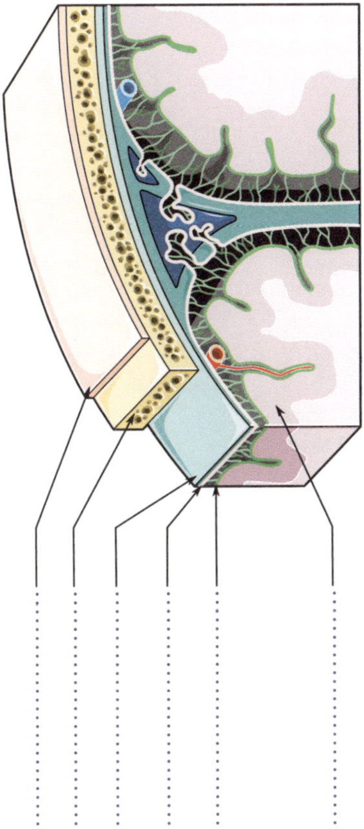

⇒ *Réponses mémo 5*

Coupe frontale des hémisphères cérébraux

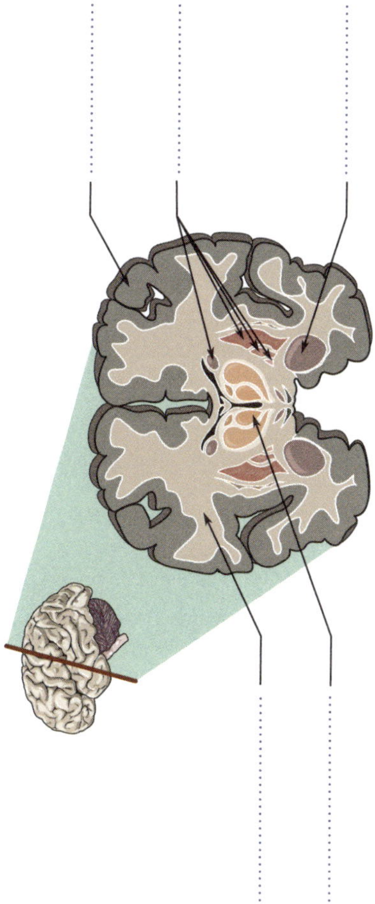

⇒ Réponses mémo 5

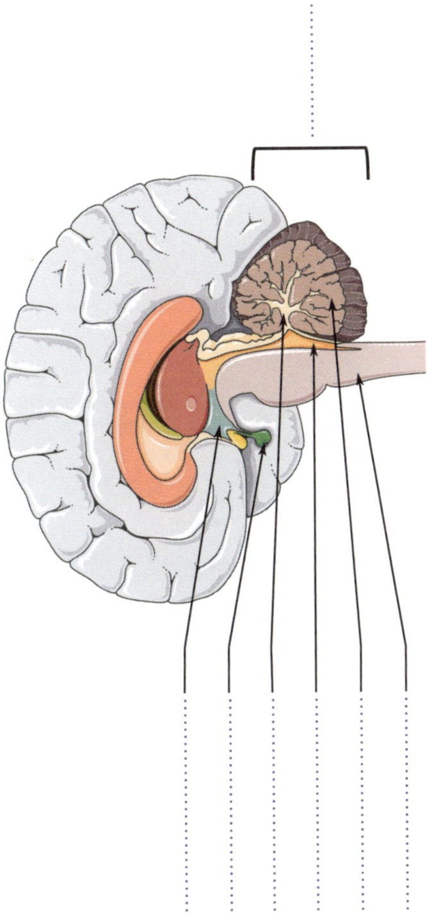

⇒ *Réponses mémo 5*

PAPIER À BASE DE
FIBRES CERTIFIÉES

FOUCHER s'engage pour l'environnement en réduisant l'empreinte carbone de ses livres. Celle de cet exemplaire est de :
800 g éq. CO_2
Rendez-vous sur www.editions-foucher-durable.fr

Composition graphique : Sylvie Vaillant
Composition : STDI

MV-LM/EG

Achevé d'imprimer en France par Dupliprint
733, rue Saint-Léonard - 53100 Mayenne
N° d'impression : 2972169F
Dépôt légal n° 16571-1/01 - avril 2022

IMPRIM'VERT
Votre imprimeur agit pour l'environnement